はじめての てんかん・けいれん診療

上手な説明・コンサルテーションの仕方

編著 小出泰道
小出内科神経科 副院長／淀川キリスト教病院小児科

序

　てんかんは脳波検査も含め，単一の臨床検査で診断が可能な疾患ではありません。基本的にはてんかん発作が起こっていることが確実であれば「てんかん」と診断ができますが，その診断を可能にするのは詳細な問診です。

　また，てんかんと診断されることは，患者さんやご家族に複雑な感情を呼び起こします。それはやはり（同じ慢性疾患でも）高血圧とは違います。そのため，いわれのない誤解や不安を解消することが重要で，その後の治療の成否を左右する大きなカギにもなります。つまり，"てんかんの診療では患者さんやご家族とのコミュニケーションが診断や治療に大きな役割を果たしている"のですが，この点はこれまであまり強調されてこなかったように思います。実際，明らかに本来必要な説明が不足，あるいは誤った説明を受けて来院するなど，医師とのコミュニケーションに問題を抱えた患者さんに出会うことは珍しくありません。

　そうした現状を踏まえ，主に若手の先生に対して，患者さんからよく受ける質問に答える形での解説書を作りたいと考えました。執筆をお願いした先生方は今まさに外来でてんかんの患者さんやご家族とのコミュニケーションに明け暮れている方ばかりです。各執筆者の先生には，質問に対して「こう答えよう」という例を挙げて，その答えの背景になるデータなどをお示し頂きました。質問の項目立てについては淀川キリスト教病院の小児科の若手の先生方にもお世話になりました。患者さんの質問に自信を持って答えられる，そんな診療のお役に立つ本だと自信を持って言えます。どうぞ外来に行く前に，患者さんに会う前に読んでおいてください。

2017年2月　編者

● 執筆者一覧

編 著

小出泰道
小出内科神経科 副院長／淀川キリスト教病院小児科

執筆者（執筆順）

秋山倫之
岡山大学大学院医歯薬学総合研究科・小児医科学分野発達神経病態学領域　准教授

高山留美子
北海道立子ども総合医療・療育センター神経科・小児科　医長

福山哲広
長野県立こども病院神経小児科　副部長

最上友紀子
大阪母子医療センター小児神経科　副部長

九鬼一郎
大阪市立総合医療センター小児神経内科　医長

● 目次

1章 てんかん・けいれん一般　　1

Q1　けいれんの原因や病態　　2
けいれんはなぜ起こるのですか?

Q2　てんかんの定義　　5
てんかんって何ですか?

Q3　てんかんとけいれんの違い　　8
てんかんとけいれんってどう違うのですか?

Q4　てんかんの症状の表現型　　11
てんかんの症状ってどんなものですか?

Q5　てんかんと鑑別が必要な症状　　16
うちの子のこの動き,てんかんじゃないですか?

Q6　てんかんの原因　　21
うちの子のてんかんの原因は?

Q7　てんかんの診断　　25
てんかん診断には何が必要ですか?

Q8　てんかん分類の意味とやり方　　29
うちの子のてんかんは○○てんかん?

Q9　てんかんの予後予測　　34
うちの子のてんかんは治りますか?

Q10 てんかんと遺伝
うちの家系にてんかんの人はいないんですけど？　　　　　　　　　　　38
子どもにてんかんは遺伝しますか？

Q11 難治てんかんの定義
うちの子は難治てんかんですか？　　　　　　　　　　　　　　　　　　41

Q12 熱性けいれんの原因
熱性けいれんはどうして起こるのですか？　　　　　　　　　　　　　　44

Q13 熱性けいれんとてんかんの違い
熱でひきつけたのですが，てんかんなのですか？　　　　　　　　　　　47

Q14 てんかん発作による後遺症
てんかん発作で脳に障害が残ることはありますか？　　　　　　　　　　50

Q15 てんかんと発達障害／知的障害との関係
発達障害や知的障害があるとてんかんになりやすいのですか？　　　　　53
またその逆は？

Q16 精神症状をみた場合の対応
てんかんを発症してからイライラしやすくなった気がします。　　　　　56
そんなことありますか？

2章　対処　　　　　　　　　　　　　　　　　　　　　　　　　　　59

Q17 発作時の対処についての指導
発作を起こしているときはどうしたらいいですか？　　　　　　　　　　60
してはいけないことはありますか？

Q18 救急車を呼ぶべき場合の指導
発作を起こしたときは救急車を呼ぶべきでしょうか？　　　　　　　　　63

Q19 救急搬送時の入院の適応
けいれん発作を起こしたときは入院させなくていいのですか？　　　　　67

Q20 熱性けいれんへの対処（アンヒバ®やダイアップ®を使う？）
熱が出たとき，けいれんが起こったときはどうしたらいいですか？　　　71

3章　診断・検査　　　　　　　　　　　　　　　　75

21　脳波検査のてんかん診療での役割　　　　　　76
脳波検査って何ですか？　どういう意味があるのでしょうか？

22　脳波検査とてんかんの関係　　　　　　　　　79
脳波に異常があるのがてんかんですか？

23　脳波以外の検査　　　　　　　　　　　　　　82
MRIは撮らなくてもいいですか？

24　薬物血中濃度の意義と測定方法の実際　　　　85
薬の血中濃度はなぜ測るのですか？

4章　薬物療法　　　　　　　　　　　　　　　　　89

25　抗てんかん薬選択の実際　　　　　　　　　　90
薬はどうやって選んでいるのですか？

26　薬剤変更のタイミングと方法　　　　　　　　94
そろそろ薬を変えたほうがよいでしょうか？

27　薬物相互作用の指導　　　　　　　　　　　　98
一緒に飲んではいけない薬はありますか？

28　薬剤処方時の説明，副作用についての説明　102
薬の副作用が心配です

29　服薬指導（飲み忘れたときの対応や食事時間との関係など）　106
薬の飲ませ方で何か注意することはありますか？

30　減薬や断薬のタイミング　　　　　　　　　109
薬はずっと飲まなくてはいけないのでしょうか？

31　てんかん外科手術の現状，手術を検討するタイミング　112
てんかん外科手術ってどんなことをするのですか？
うちの子は対象になりますか？

5章　生活・制度など　　117

Q32　日常生活一般について話しておくべきこと　　118
どういう生活をさせればよいでしょうか？　1人で行動させてもいいですか？

Q33　運動指導　　121
水泳やスポーツ，部活動はやらせてもよいですか？

Q34　学校行事に参加する場合の指導　　123
修学旅行は参加してもいいですか？

Q35　学校への説明　　126
学校や友達にはてんかんがあることを説明したほうがよいでしょうか？

Q36　職業選択上の注意点　　130
大人になって，普通に仕事ができるのでしょうか？
なれない職業等はありますか？

Q37　運転免許取得の相談への対応　　133
運転免許は取れますか？

Q38　てんかんの診療連携　　137
てんかんセンターってどんなところですか？

Q39　てんかん患者が利用できる医療費補助や福祉の制度　　141
将来の医療費が心配です。何か補助は受けられないですか？

Q40　生命保険加入への対応　　146
生命保険には加入できますか？

索引　　148

1章

てんかん・けいれん一般

けいれんの原因や病態

けいれんはなぜ起こるのですか？

秋山倫之

こんな回答はダメ
- 『頭が過敏なのでしょうね。』
- 『癇が強いからでしょうね。』

こう説明しよう

けいれんの原因はたくさんあります。たとえば，血中の糖分が下がったり，塩分のバランスがくずれたり，けがや脳炎などで脳にダメージが起こったりして，けいれんすることがあります。小さな子どもでは，「熱性けいれん」といって，高熱でけいれんが起きることもあります。けいれんが起こる理由がはっきりしない方もたくさんおられます。脳は電気の活動で働いています。どのような原因であっても，最終的に脳の電気活動に異常が起こって，手足をコントロールしている脳の場所が巻き込まれてしまうとけいれんが起こります。

解説

▶「けいれん」という用語は，筋肉の異常な収縮全般を指して使われますが，以下，脳の異常な電気活動により引き起こされる現象に限定して説明します。

▶脳は神経細胞の電気活動により働いています。この電気活動に何らかの理由で異常が生じ，脳の正常な働きに一時的に支障をきたすのが「てんかん発作」です[1]。「てんかん発作」は，厳密には「てんかん」という疾患以外でも起こります。名前が非常に紛らわしい

め，以下，「発作」とのみ記載します。
- ▶「発作」の原因には様々あり，代謝障害（低血糖，電解質異常，肝不全，腎不全），中毒（ギンナン，テオフィリン，違法薬物など），中枢神経系感染症，頭部外傷，脳血管障害，脳形成異常などが挙げられます。一方，細かく調べても原因がはっきりしない場合も多数あります。
- ▶脳内には「興奮系」「抑制系」が存在し，これらのバランスがくずれて「興奮系」が「抑制系」に対して優位になると，「発作」が起こりやすくなります（図1）。上記の原因が何であれ，最終的に「興奮系」が優位になり，「発作」が起こると考えられています。

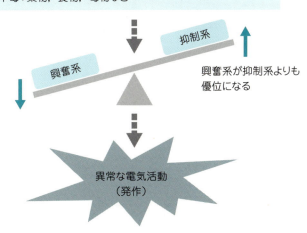

図1　てんかん発作が起きるメカニズム

▶「発作」の症状は，脳神経細胞の異常活動が起こった部位によって決まります．これは，脳の機能は部位によって異なるからです．「発作」が起こり，四肢の動きを直接コントロールする一次運動野，一次運動野と関連の強い高次運動関連領野（運動前野，補足運動野など）などの神経細胞に異常活動が及ぶと，「強直けいれん」「間代けいれん」と呼ばれる症状が起こります．

● 文献

1) Fisher RS, et al：Epilepsia. 2005；46：470-472.

● **てんかんの定義**

　てんかんって何ですか？

秋山倫之

こんな回答はダメ

『けいれんする病気です。』
『脳が異常に興奮する病気です。』

こう説明しよう

てんかんとは，「発作」と呼ばれる症状を繰り返し起こす脳の病気です。脳は電気の活動で働いていますが，この活動に一時的に異常が起こると「発作」が起こります。けいれんは「発作」の有名な症状のひとつですが，けいれんしない「発作」もあり，人によって異なります。

「発作」は普通に元気にしているときでも起こるため，いつ起こるかわかりません。そのため日常生活に注意が必要であり，「発作」による危険防止のために治療を行います。

● **解説**

▶「てんかん発作」は，国際抗てんかん連盟（ILAE）によれば，「脳内の異常に過度の，または同期的な神経細胞の活動による一過性の徴候および/または症状の発現」と定義されています[1]。

▶「てんかん」は，「てんかん発作」を繰り返す慢性の脳疾患とされています。ILAEによるてんかんの実用的定義では，てんかんは，以下の条件のいずれかによって定義される脳疾患であると記載されています[2]。

①24時間を超える間隔で起こった2回の非誘発性（または反射性）発作

②1回の非誘発性（または反射性）発作があり，発作再発率が2回の非誘発性発作が起こった事例での一般的な再発リスク（少なくとも60％）と同程度である状態が今後10年間にわたり続くこと

③てんかん症候群の診断がなされていること

▶ この定義をより簡単な表現にすれば，いつ起きるかわからない（＝誘因がない）「てんかん発作」を繰り返し起こす，もしくは繰り返す可能性が高い脳疾患である，と言えます。

▶ てんかん症候群の中には，無治療でも発作が1回しか起こらないことが多いものがあります（Panayiotopoulos症候群，中心側頭部に棘波を示すてんかん等）。この場合，発作を「繰り返す」「繰り返す可能性が高い」とは言えないのですが，これらが「てんかん」の定義から外れてしまうと問題が多いため，「てんかん症候群の診断がなされていること」が，定義文の中に含まれています。

▶「てんかん発作」がみられても，これを繰り返す慢性の脳疾患でなければ，「てんかん」という疾患とは言えません。「てんかん発作」は，代謝障害（低血糖，電解質異常等），脳損傷（外傷，脳血管障害，

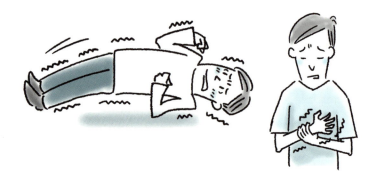

中枢神経系感染症等）でも起こります。疾患の急性期にみられる「てんかん発作」は，「急性症候性発作」と呼ばれます。「てんかん発作」＝「てんかん」という誤解を生じやすいため，臨床の現場では，単に「発作」と呼ぶことが多いのが現状です。

▶ 疾患の急性期に起こる「急性症候性発作」は，慢性疾患の「てんかん」とは区別されます。呼吸器疾患にたとえれば，「てんかん」は「気管支喘息」，「急性症候性発作」は「急性気管支炎」とでもいったところでしょうか。

▶「てんかん発作」の症状は，けいれんだけではありません。異常活動が運動野に及べば，けいれんが起こります（2頁 **Q1** 参照）。発作症状は，異常活動の起こっている部位によって決まり，たとえば一次視覚野では目の前の一部がピカピカ光るといった視覚症状，一次感覚野では片手がビリビリするといった異常知覚がみられます。そのほかにも意識が曇ってモゾモゾ動き回るといった症状など，けいれんをきたさない「てんかん発作」はいろいろあります。

▶ てんかんは慢性疾患であり，「てんかん発作」による外傷等の危険があります。日常生活に大きな支障をきたす場合，発作を起こさないようにするために治療を行います。

● 文献

1) Fisher RS, et al : Epilepsia. 2005 ; 46 : 470-472.
2) Fisher RS, et al : Epilepsia. 2014 ; 55 : 475-482.

てんかんとけいれんの違い

Q3 てんかんとけいれんってどう違うのですか?

秋山倫之

こんな回答はダメ

『何度もけいれんするのが，てんかんです。』
『どちらも同じことですね。』

こう説明しよう

「てんかん」という病気では「てんかん発作」が繰り返し起こりますが，「てんかん発作」にはいろいろな種類があります。「てんかん発作」の症状のひとつとして「けいれん」が起こることがある，というわけです。一方，けいれんが起きない「てんかん発作」もあります。

脳にはたくさんの神経細胞があり，脳はその電気活動によって働いています。てんかんとは，この神経細胞に異常な電気活動が起こり，脳の正常な働きに一時的な支障をきたす「てんかん発作」を繰り返す病気です。

「てんかん発作」の最中にみられる症状は，脳のどこで異常な電気活動が起こるかで決まります。脳が四肢の動きをコントロールしている場所で異常な電気活動が起これば，四肢がグーッと硬く突っ張ったり，ピクンピクンと動いたりする症状が出現します。これが「けいれん」です。逆に，四肢の動きをコントロールしている場所で異常な電気活動が起こらなければ，「けいれん」はみられません。

解 説

- ▶「てんかん」は疾患名であり,「けいれん」は「てんかん発作」の一部でみられる症状です。疾患名である「てんかん」と,症状としての「けいれん」という言葉は,明確に区別して使う必要があります。
- ▶「てんかん」は,「てんかん発作」を繰り返す慢性の脳疾患です(5頁 **Q2**参照)[1]。
- ▶「てんかん発作」は,脳の神経細胞に異常な電気活動が起こることにより引き起こされます[2]。この異常な電気活動が,四肢の動きを直接コントロールする一次運動野や,一次運動野と関連の強い高次運動関連領野(運動前野,補足運動野等)に及ぶと,「けいれん」が起こります。「けいれん」は,「強直けいれん」と「間代けいれん」に大別されます。
- ▶「てんかん発作」にはいろいろなタイプがあり,「てんかん発作型」と呼ばれます[3](図1)。「強直間代発作」「強直発作」「間代発作」「両側性けいれん性発作への進展を示す焦点発作(従来の用語では二次性全般化発作)」では,その症状として「けいれん」がみられます。

```
てんかん(疾患名)
  てんかん発作(症状)
    けいれんを示すてんかん発作型(発作のタイプ)
      ・強直間代発作
      ・強直発作
      ・間代発作
      ・両側性けいれん性発作への進展を示す焦点発作
       (従来の用語では二次性全般化発作)
```

図1 てんかんとけいれんの関係性

「てんかん発作型」の名称と，発作症状としての「けいれん」という言葉も明確に区別して使う必要があります。

▶まとめると，「てんかん」という疾患では，「てんかん発作」が繰り返し起こります。「てんかん発作」にはいくつものタイプがあり，これが「てんかん発作型」です。一部の「てんかん発作型」では，「けいれん」という症状がみられる，ということになります。

● 文献

1) Fisher RS, et al：Epilepsia. 2014；55：475-482.
2) Fisher RS, et al：Epilepsia. 2005；46：470-472.
3) Berg AT, et al：Epilepsia. 2010；51：676-685.

● てんかんの症状の表現型

Q4 てんかんの症状ってどんなものですか?

高山留美子

こんな回答はダメ

『けいれんを起こしたり，突然意識がなくなって倒れたりします。』

こう説明しよう

てんかん発作は，原因となる脳の部位により様々な症状を示します。もちろん，けいれんも多い症状ですが，意識は保たれたままある部位のみがビクビク勝手に動いたり，感覚的な症状を呈したりすることもあります。突然意識がなくなり，呼吸が抑制されてしまうこともあります。わかりやすい発作症状もあれば，初めて見る人は，てんかん発作と気づきにくい症状もあります。1人の患者に起こる発作症状は同じですので，気になる症状が繰り返されるときには診察を受けましょう。

解 説

▶てんかん発作とは脳神経の過度なあるいは同期性の異常活動のために生じる一過性の症状です。脳では，他の神経細胞の活動を興奮させる神経細胞（興奮系）と抑制させる神経細胞（抑制系）がバランスをとることで活動しています。てんかん発作は，興奮系の神経細胞が過剰に働く，あるいは抑制系の神経細胞の機能が低下する状態が突発的に起こるため発症します。てんかん発作の起こる部位により多彩な症状が出現します。しかし1人の患者で呈する発作症状は同じで，あれこれ変わることはありません。

▶てんかん発作は，主に原因別には特発性と症候性，表現型別には脳波所見と発作症状から全般発作と部分発作にわけられます。全般発作と部分発作では治療方針が異なってきます。

① **全般発作**

▶全般発作では，脳波は全般性の脳波異常を示します。発作の始まりから脳全体が興奮する発作で，初めから意識は保たれていません。全般発作は，強直間代発作，欠神発作，ミオクロニー発作，間代発作，強直発作，脱力発作にわけられます。

1) 強直間代発作

▶全身に力が入り，全身ブルブル震えながら（強直相），次第にリズミカルに四肢がガクガクけいれん（間代相）します。発作中口腔内や舌を噛んでしまうことがあります。発作後寝てしまうことが多いです。

2) 欠神発作

▶ボーッとして意識がなくなる発作です。①定型欠神と②非定型欠神にわけられます。①定型欠神では，強い意識障害が突然に出現し，突然に終わります。10～数十秒/回程度の持続時間です。発作後は発作前の行動をそのまま続けます。未治療時は過換気で発作が必ず誘発されます。脳波では全般性3Hz棘徐波複合を示します。小児欠神てんかんで認めます。②非定型欠神では，意識障害の開始と終わりは緩徐で，持続時間も長いです。脳波では全般性1.5～2Hz遅棘徐波複合を示します。Lennox-Gastaut症候群等の症候性全般てんかんで認められます。

3) ミオクロニー発作

▶一瞬の筋攣縮が全身，顔面，四肢に起こる発作です。全身に起こると飛び跳ねる感じになります。手に起こると，持っている物を飛ばしたり，こぼしたりします。単発のときと，数回続くときもあります。

4) 間代発作

▶ 全身がガクガクとけいれんする発作で, 短い筋収縮と弛緩が交互に出現します。ミオクロニー発作がリズミカルに連続する感じです。

5) 強直発作

▶ 軸性強直発作では, 開眼し, 呼吸が変化, 頭部が持ち上がります。軸肢帯性の強直発作では肢帯筋, 四肢近位筋まで巻き込まれ肩が上がります。全身性の強直発作では上・下肢ともに伸展強直します。覚醒時に起こると転倒することがあります。主にLennox-Gastaut症候群などの難治てんかんにみられる発作です。

6) 脱力発作

▶ あやつり人形の糸を切ったときのように, 一瞬のうちに突然力が抜け転倒します。外傷を伴うことが多いです。

② 部分発作

▶ 部分発作は脳の一部分が興奮する発作です。興奮が脳の一部分にとどまっていることもあれば, 一部分から半球, 両側半球に広がっていく, または, 初めから両側半球に広がることもあります。興奮が脳の一部分にとどまり意識が保たれている発作を単純部分発作,

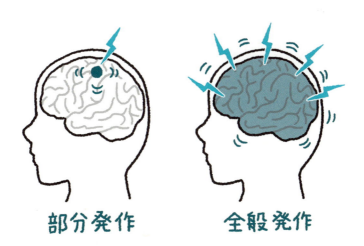

部分発作　　　全般発作

半球に広がり意識が消失してしまう発作を複雑部分発作，両側半球に広がりけいれんする発作を二次性全般化と言います。

1）単純部分発作

▶ 運動徴候（四肢がピクッと動く，眼球や頭部が片側に引っ張られる，声が出る，声が出なくなる等），感覚症状（痺れ，音が聞こえる，不快な臭い，視覚症状等），自律神経症状（顔面蒼白，紅潮，発汗，嘔気等），精神症状（話せなくなる，以前の経験がよみがえる，夢を見ている感じになる，恐怖感等）があります。

2）複雑部分発作

▶ 単純部分発作から始まり，意識減損に移行するタイプと，初めから意識減損で発症するタイプがあります。意識減損発作時に口をモゴモゴ動かしたり，体を触ったり，歩き出したりする自動症を伴うことがあります。

3）二次性全般化

▶ 両側半球に興奮が広がると，全身のけいれん発作になります。単純部分発作→複雑部分発作→二次性全般化，複雑部分発作→二次性全般化，初めから二次性全般化になるときがあります。けいれん発作に左右差が出ることがあります。

▶ 脳には部位特有の機能が備わっているので，てんかん発作が興奮する部位によって特徴的な発作症状を呈します。発作症状に側方性（頭部が右に偏向する，左上肢がピクッとする）を認めることがあり，発作焦点側が推測できます。

▶ スパズムという発作症状があります。乳児期発症の難治てんかんであるWest症候群で認められます。体軸（首および体幹）と近位上肢筋の短い収縮が，群発して出現し，多くは始まりの発作は弱く発作間隔も長いですが，次第に発作は強く発作間隔も短くなります。

そして再び発作は弱くなり，発作間隔が長くなって終了します。発作が強くなるときに発声を伴うことがあり，吃逆と間違えられることがあります。

▶視床下部過誤腫による発作では，笑い発作という特徴的な症状を認めます。笑う場面ではないのに，強制的な笑いが繰り返され，快感は伴わないことが多いです。

> **参考**
> ・Epilepsia. 1981;22:489-501.
> ・寺田清人：Epilepsy. 2011;5:29-41.

てんかんと鑑別が必要な症状

Q5 うちの子のこの動き，てんかんじゃないですか？

福山哲広

こんな回答はダメ

『てんかんの可能性は否定できませんので脳波検査をしましょう．脳波に異常があれば，てんかんですので，抗てんかん薬を始めましょう．てんかんをそのままにしておくと脳に障害が残りますので早く治療をしたほうがよいです．』

こう説明しよう

赤ちゃんや幼児が，てんかん発作と紛らわしい発作様の動きを起こすことはしばしばあります．たとえば，赤ちゃんが手足を「ピクッ」とする動きを繰り返す「乳児期早期良性ミオクローヌス」は，動き方や何度も繰り返す点が点頭てんかんに似ていますが，放置して問題ない生理現象です．

てんかんかどうかを判断するには，「どんなときに」「どのような発作が起きるのか」を観察することが大事です．お子さんの「動き」について詳しく聞かせて下さい．また「動き」の様子を携帯電話やスマートフォンの動画に撮って見せてもらえるとてんかんかどうかの鑑別に役立ちます．詳しくお話を聞いた上で，てんかんの疑いがあるならば脳波検査等をしましょう．

解 説

▶てんかん発作と鑑別を要する「発作性疾患」はきわめて多岐にわたります（**表1**）[1)2)]．てんかんの診療を行う際には，代表的なてん

表1 てんかん発作と鑑別が必要な非てんかん発作

失神・無酸素発作	泣き入りひきつけ, 起立性低血圧, 神経調節性失神 不整脈 (QT延長症候群など), 器質的心肺疾患
発作性不随意運動	良性新生児睡眠時ミオクローヌス, 乳児期早期良性ミオクローヌス, 身震い発作, チック, 小児良性発作性強直性上方視, 発作性運動誘発性ジスキネジア, 乳児良性発作性斜頸, 発作性非運動誘発性ジスキネジア
睡眠障害	睡眠時覚醒障害, 睡眠時ミオクローヌス, むずむず足症候群, ナルコレプシー
片頭痛および関連疾患	小児良性発作性めまい, 片頭痛
行動異常	乳幼児自慰, 常同行動
精神疾患	過換気症候群, 不安障害, パニック障害 心因性非てんかん性発作, Münchhausen症候群
その他	無呼吸, テタニー, spasmus nutans, 胃食道逆流 (Sandifer症候群), 過剰驚愕症, 発作性失調症, 小児交代性片麻痺, 先天性ミオトニア・パラミオトニア

(文献2より改変)

ん症候群および非てんかん発作の症状, 特徴について習熟しておきましょう。

▶乳幼児期にみられる「非てんかん発作性疾患」の代表的なものとして, 乳児期早期良性ミオクローヌス, 身震い発作, 乳幼児自慰, 泣き入りひきつけ, チックなどが挙げられます。代表的なものの特徴を知っておくととともに, てんかん発作との鑑別に役立つポイントを押さえておきましょう(**表2**)[3]。

▶鑑別が困難な場合やてんかん発作が否定しにくい場合は, 十分な経験を持つ医療機関で発作時ビデオ脳波同時記録を施行するべきです。紹介を検討して下さい。

▶乳幼児に多い非てんかん性発作性疾患のうち, 代表的なものを以下に述べます。

表2 てんかん発作と鑑別に役立つポイント

発作持続時間が数秒～10秒	短いてんかん発作の代表は，ミオクロニー発作，スパズムである。ミオクロニー発作は1秒未満であり，スパズムも1回の発作の持続が2秒を超えることはまずない。それ以外の発作は短くても10秒以上，通常は30秒以上持続する。数秒～10秒のてんかん発作は治療を受けていない乳幼児にはきわめて稀である。
顕著な運動症状があるが意識減損がない	理論的には両側の大脳半球が巻き込まれれば意識は減損する。顕著な両側性の運動症状があるのに意識が保たれていることは，てんかん発作では例外的である。
生活に支障がない	てんかん発作は多かれ少なかれ日常生活に影響を与えることが多い。発作が繰り返し起きていても平然としていることは，てんかんでは稀である。
自律神経症状を欠く	てんかん発作は，チアノーゼや顔面蒼白などの自律神経症状を高率に伴う。症状がある程度の時間続いているのに自律神経症状を伴わない場合は，てんかんではないことが多い。顔面が紅潮するのもてんかんでは例外的である。
決まった誘因がある	反射てんかんのような明らかな誘因を持つてんかんは例外的である。ある誘因（食事・触覚刺激など）で必ず起きたり，同じ場所で決まって起きたりする症状はてんかんの可能性は低い。
発作の起始時に閉眼している	てんかん発作は睡眠中に起きるものでも，発作起始時は目を開く。ずっと閉眼したままのものはてんかん発作の可能性は低い。また，てんかん発作が起きると覚醒するので，睡眠時に起きて覚醒を伴わない症状もてんかん発作の可能性は低い。
発作症状が複雑あるいは多彩すぎる	てんかん発作の症状は一般に単純で，1人の患者が同時期に多彩な発作を持つことはきわめて稀である。発作のたびに症状が変わる場合はてんかんの可能性は低い。

（文献3より引用）

① 良性新生児睡眠時ミオクローヌス

▶ 睡眠中に四肢をピクッと収縮する動きが連発して出現します。生後2週以内に出現することが多いです。体が大きく揺れるほど動作が激しいことも少なくなく，30分以上続くこともあります。入眠後数十分経ってから始まり，顔面筋や体軸のミオクローヌスがないことや，覚醒と同時にミオクローヌスが消失することなどが特徴です。

▶てんかん発作との鑑別点は，睡眠時に限って出現し，開眼することがなく，覚醒と同時に消失することなどです．自然に消退します．

②乳児期早期良性ミオクローヌス

▶乳児が覚醒中に起こすミオクローヌス，スパズム様の短い発作性の動きです．群発することが多く，West症候群との鑑別が必要となります．発達は正常で，発作時・発作間欠期の脳波異常を伴わず，自然に消退します．

③身震い発作

▶生後6カ月から2歳頃までにみられます．発作的に体を硬直させ，歯を食いしばり，四肢を細かく震わせるもので，数秒程度で元に戻ります．短時間のうちに繰り返し出現することが少なくありません．普段の動作中に突然出現し，終わると元通りになります．発声を伴うこともあります．顔面が紅潮することがありますが，蒼白になったりチアノーゼを伴ったりはしません．興奮や不満などの常同行動が関係することがあります．

▶てんかん発作との鑑別点は，持続が数秒で，意識減損を伴わないことなどです．自然に消退します．

④乳幼児自慰

▶生後3カ月から3歳頃にみられます．女児に多くみられますが，男児にもみられます．多くの場合，やや腰をかがめて大腿に力を入れてすぼめたり，擦り合わせたりする特徴的な姿勢をとります．呼吸が荒くなり，顔面が紅潮します．目がうつろになることもあります．持続時間はまちまちです．

▶てんかん発作との鑑別点は，顔面が紅潮していること，反応性が保たれていること，気をそらすと止まることなどです．乳児自慰には性的な意味はありません．

⑤ 胃食道逆流（Sandifer症候群）

▶ 乳児期から幼児期にみられ，重症心身障害児にもみられます。胃食道逆流を伴って，頭を後ろに反らせたり，側方に回旋させたりして背中を反らせるような姿勢になります。持続は1～3分で，1日に何度も繰り返すことがあります。食事を摂ることにより症状が出現します。繰り返す下気道感染の既往を認めることがあります。

▶ てんかんとの鑑別点は，決まって食事のあとに症状が出現することなどです。

⑥ 憤怒けいれん

▶「6カ月から1歳頃の乳幼児が激しく泣いたあと，呼気状態のまま呼吸を停止させ，顔色不良，意識喪失，けいれんや全身の脱力を起こすもの」と定義されています。発作時には，反射性に徐脈または心停止の状態になっており，脳循環不全から失神に至ります。幼児期には自然に消失します。基本的に治療の必要はありませんが，鉄欠乏性貧血を伴う場合には鉄剤投与が有用です。

⑦ チック

▶「突発的・急速・反復性・非律動・常同的な運動あるいは発声」と定義されています。意識が障害されることはなく，短時間であれば随意的に症状を抑制できます。多くは日常生活に影響を与えず，自然寛解しますが，多発性の運動チックと音声チックがほぼ毎日続くTourette症候群では難治に経過します。

● 文献

1) Kotagal P, et al：Pediatrics. 2002；110：e46.
2) 福山哲広：小児診療. 2015；78：215-221.
3) 奥村彰久：治療. 2012；94：1734-1736.

● てんかんの原因

Q6 うちの子のてんかんの原因は?

小出泰道

こんな回答はダメ

- 『遺伝でしょうね。』
- 『原因は不明です。』
- 『どこかで頭でも打ったのかもしれませんね。』

こう説明しよう

- **特発性てんかん，年齢依存性てんかん症候群が想定される場合**
けいれんなどのてんかん発作を起こしやすい，一種の体質だと考えられています。ある年齢になると，自然にスイッチが入って発作が起こるようになる，といったイメージですね。

症候性てんかんが想定される場合
脳に何らかの傷がついたことによって，脳の機能が一過性の異常を起こすようになったのですね。この傷の原因は様々ですが，お子さんの場合は○○（既知の原因あるいは原因不明）ではないかと考えられます。

解説

▶ 1989年の国際てんかん分類[1]における特発性てんかん，あるいは2010年の国際てんかん分類[2]における年齢依存性のてんかん症候群は，基本的には既知，あるいは未知の遺伝的背景（38頁**Q10**参照）が存在していると考えられます。

▶ 「特発性」という言葉は，時に「原因不明」という意味だと説明する

人がいますが，これは間違いです。一定の年齢で，共通した発作型の特徴を持つてんかんが発症してくることには，やはり遺伝的な背景があることは間違いありません。たとえば思春期に発症する若年ミオクロニーてんかんには，*GABRA1*遺伝子，*EFHC1*遺伝子，*BRD2*遺伝子といった様々な遺伝子が関与していることが知られています[3]。

▶ しかし，これを患者や家族に説明する場合，「遺伝」と言ってしまうと，親は単純に「自分のせいで子どもがてんかんになった」と考えがちです。そのため，私は「体質」という言葉を使います。事実，親に子どもと同じタイプのてんかんがあることはそれほどよくあることではないので，「遺伝」という言葉の一般的なイメージを考えた場合，説明としてはあまり適切でないと考えています。

▶ 一方で，症候性部分てんかんなどでは，脳の一部に機能異常を生じる何らかの原因が存在すると考えられます。原因は既知の場合（大脳皮質形成異常，神経皮膚症候群，腫瘍，感染，外傷などの脳の構造異常，代謝異常など）もあれば，画像検査や血液検査を行っても明

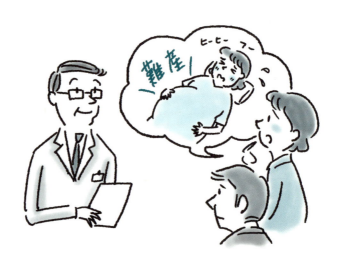

らかにできない場合もあります。

▶ 当院のてんかん外来の初診患者のデータ（2015年7月〜2016年6月）では，初診患者186人中，症候性部分てんかん，あるいはその疑いのある患者は103人います。そのうち，原因がわかっている患者は30人（脳炎・髄膜炎7人，海馬硬化症5人，脳腫瘍3人，周産期障害3人，脳血管障害3人，その他9人）にすぎず，ほかの73人のてんかんの原因は不明でした。原因がわからない場合，いつも「脳の一部に機能異常を起こす何らかの原因があると思われますが，今の段階ではその原因が何なのかはわかりません」という説明をしています。

▶ 患者の親からは「生まれたとき，難産だったのがいけなかったのでしょうか？」「転んで頭を打つことが何回もあったのですけど，そのせいでしょうか？」といった質問もよく受けます。これは「原因を知りたい」だけでなく，「それさえなければ，てんかんにはならなかった」つまり「自分がもっと注意してあげていれば……」という心情を反映したものだと思います。

▶ しかしこの場合，いくら考えても原因が明らかにならないことも多い以上，明らかに周産期障害や頭部外傷がてんかんの原因である場合以外は，「あまり関係ないと思いますよ」と伝えてあげればよいと思います。

▶ てんかんの原因を調べることは，発作や全体の病状の予後を考えたり，手術などの治療法を検討するためにとても重要なことです。てんかん外来を受診する患者の中には，長年原因不明と言われていたにもかかわらず，頭部MRIに明らかな異常を認める人もいますので，本当に構造的な原因がないかどうかは慎重に検討する必要があります。

▶一方で，てんかんの原因が本当に不明であっても，薬物治療を行うことは可能です．患者や家族の中には，原因がわからないことを不安に思う人もいるかもしれません．しかし，「原因がわからないことは珍しいことではない」ということをきちんと説明し，原因を精査しつつ，治療が可能であることを伝えれば，多くの場合，安心してもらえるのではないかと思います．

● 文献

1) Epilepsia. 1989；30：389-399.
2) Berg AT, et al：Epilepsia. 2010；51：676-685.
3) Thomas P, et al：Juvenile myoclonic epilepsy. Epileptic syndromes in infancy, childhood, and adolescence. 5th ed. Bureau M, et al, ed. John Libbey Eurotext, 2012, p305-328.

● てんかんの診断

Q7 てんかん診断には何が必要ですか?

最上友紀子 ●

こんな回答はダメ
『脳波に異常な波があればてんかんでしょう。』

こう説明しよう
診断には発作の症状が一番大事です。前兆や意識のある発作であれば本人から聞き取ります。また，目撃者からの発作症状の証言が参考になります。最近は，ビデオやスマートフォンなどの動画も役に立ちますね。発作中だけでなく，発作前，発作後の症状も大事です。その上で，脳波や画像検査（器質評価としてMRI，CT，機能評価としてSPECT，PET）を行って診断の補助とします。発作症状と組み合わせて，てんかん診断を行います。

● 解 説

▶ 真のてんかん発作であるか，機会性の発作であるかの鑑別は必要です。そのために一番重要なのは，問診です。発症年齢，基礎疾患や家族歴，発作時の状況や誘因，前兆・意識減損の有無，発作症状，発作後の状況などを確認します。診断の7割は問診で決まると言っても過言ではありません。

▶ 脳波はてんかんの補助診断として頻繁に用います。覚醒開閉眼，過換気・光刺激負荷，睡眠時の脳波記録が望ましいです。ただし，脳波が正常であってもてんかんを否定することができず，逆に脳波異常があってもてんかん発作を有さないこともあります。そのた

め，てんかんを疑った場合，脳波検査を繰り返し行う必要があります。ただし，あくまでも，脳波はてんかんの補助診断に用いるものにすぎず，脳波所見のみからてんかんを診断できないことを覚えておく必要があります。

▶真のてんかん発作との鑑別が必要な疾患として，代謝性疾患（電解質異常，低血糖，低カルシウム血症，高アンモニア血症など），感染症（髄膜炎，脳炎・脳症など）が挙げられ，採血や時に髄液検査が必要となることがあります。また，不整脈などの心原性の失神発作や迷走神経反射，起立性調節障害の鑑別のためには，心電図や起立試験が必要です。器質性病変の有無を確認するため，頭部CTもしくは頭部MRIを行います。また，てんかん焦点の診断のため，SPECTやPETを行うこともあります。

▶てんかんとの鑑別が必要な疾患として，主に以下のものがあります。

① **失神**

▶一過性に起こる意識消失です。意識が消失する時間は，多くは1分以内で，自然に回復します。それに対し，てんかん発作での意識消失は数分続くことが多く，回復もゆっくりで，時に自動症を伴うこともあります。失神は，長時間の立位，排便・排尿時，極度の緊張や恐怖が誘因となって起こる神経調節性失神がほとんどです。起立性低血圧もあります。

▶鑑別には，詳細な問診による発作時（発作前後も含め）の臨床症状の把握が大事です。脳波検査については発作間欠期だけでは正常であってもてんかんを否定できないため，長時間脳波検査が有用なこともあります。head-up-tilt testも有用です。

▶その他，心原性失神や脳血管性失神もあります。臨床症状の把握と脳波検査に加え，心電図・心エコー検査，頭部画像（CT，MRI）診断が必要になることがあります。

②頭痛

- ▶頭痛には，視覚性の前兆を伴う片頭痛と伴わない片頭痛があります。視覚性の前兆は閃輝暗点（ジグザグ模様が徐々に拡大し，角ばった閃光で縁取られた側方部凸形を呈し，暗転を残す）であり，その後拍動性の頭痛が起こり，時に数時間に及ぶこともあります。悪心・嘔吐，手のしびれを伴うこともあります。視覚性の前兆は後頭葉てんかんと鑑別が必要になることがあります。
- ▶後頭葉てんかんの視覚症状としては，「目の前に光がちかちかして見える」ことが多く，ものが歪んで見えたり，視野の一部の欠損などもあります。てんかん発作では意識障害や偏視・四肢の強直などの症状を伴うことも鑑別点の1つでしょう。
- ▶間欠期脳波検査は両者の鑑別には有用ではありません。ただし，発作時脳波検査は，てんかん発作の診断に有用です。いずれも特徴的な症状があるため，問診による臨床症状の聴取により鑑別は可能です。

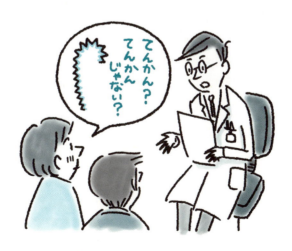

③心因性非てんかん性発作

▶心因性非てんかん性発作(psychogenic non-epileptic seizure：PNES)は，真のてんかんに合併してみられることがあり，鑑別が難しいです．全身の細かい震え，全身に力を入れたり，体を弓なりに反らしたり，声かけに反応しないなど，多彩な症状を見せます．閉眼したまま発症する，開眼しようとすると抵抗する，対光反射を認める，周囲の反応により症状が変動する，1人でいるときには発症しない，などはPNESで認めることの多い特徴です．

▶上記を目安にして，詳細な問診と観察により，ある程度は鑑別可能ですが，真のてんかん発作と併存することもあり，鑑別が困難なことも多いです．そのため，発作時脳波をとり，症状に一致したてんかん性異常波を確認することが必要になります．ただし，単純部分発作や前頭葉てんかんなどでは発作時脳波変化を認めないことも多いため，成育歴や周囲の環境，本人の精神状態なども含めて総合的に判断しないといけません．

> **参 考**
> - 下村次郎：小児てんかん診療マニュアル（藤原建樹，監，高橋幸利，編）．診断と治療社，2012, p47-56.
> - 慢性頭痛の診療ガイドライン作成委員会：慢性頭痛の診療ガイドライン．医学書院，2013;79-82.
> - Task Force for the Diagnosis and Management of Syncope：Eur Heart J. 2009;30:2631-2671.

● てんかん分類の意味とやり方

Q8 うちの子のてんかんは ○○てんかん?

九鬼一郎

こんな回答はダメ
『発作が止まればよいので，詳しく分類する意味はないですね。』

こう説明しよう
てんかん発作およびてんかんの種類には国際的に決められた分類があります。その分類に準じた確定診断がつけば，使うべき薬など治療法が決まります。また，健康管理や予後など見通しが立てやすくなります。

● 解説

▶ まず基本は，発作症状の確認と脳波検査であることは言うまでもありません。発作症状を詳しく問診し，前兆，観察者の発作の気づき，本人の発作の気づき，左右差，持続時間，発作後の症状など時間経過を含めて詳しく聴取します。転倒する発作の場合では，どこを打つか（顎，殿部，前・後頭部など）なども詳しく聞きます。最近では発作をスマートフォンなどで撮影していることが多く，四肢の動きなどを何度も繰り返し確認できるようになっています。

▶ 次に，発作症状をもとに，てんかん発作分類（**表1**）を行います。同じ「ビクッ」とする動作でも，てんかん性スパズム，ミオクロニー発作，短い強直発作，焦点性発作，非てんかん性動作など，きわめて多彩です。問診によりある程度絞り込めることが多いのですが，最終的にはビデオ・脳波同時記録により，てんかん発作分類を確実

表1　てんかん発作の国際分類

焦点発作 （部分発作*）	意識障害なし（単純部分発作*）
	意識障害あり（複雑部分発作*）
	両側性けいれん性発作への進展（二次性全般化発作*）
全般発作	欠神発作（定型欠神発作，ミオクロニー欠神発作，眼瞼ミオクロニー）
	非定型欠神発作
	ミオクロニー発作（ミオクロニー脱力発作，ミオクロニー強直発作）
	間代発作
	強直発作
	強直・間代発作（組み合わせ）
	脱力発作
未分類	てんかん性スパズム

＊1981年国際分類での呼称　　　　　　　　（2010年国際分類を参考に作成）

に行うことも有用です。

▶ てんかん発作分類に加え，年齢，診察，各種検査所見などから，てんかん分類（**表2**）を行います。てんかん分類まで決まれば，まず定型的な治療法が決められます。健康管理や予後など見通しが立てられ，他の医師との情報共有や臨床研究などもしやすくなります。これらの分類は，新しい知見によって，随時変更されています。

▶ たとえば，6カ月の赤ちゃんが「ビクッ」とする動作を繰り返すことを主訴として来院したとします。以下は，診断の思考過程の良い例と悪い例です。

①レジデントA「ビクッとする発作は，てんかん発作の可能性もある。とりあえずいろいろな発作に有効なバルプロ酸ナトリウムを使用して，しばらく経過を見るとするか。効果が得られなければ，脳波検査などを考えるか？　元気そうだし，今の段階で画像検査はいらないな……」

②レジデントB：「年齢的にもWest症候群が心配．（すぐに脳波検査を行ったのち）発作間欠時はヒプサリズミアで発作時はスパズム（※）に矛盾しない所見なので，West症候群（※※）という診断になる．バルプロ酸ナトリウムを開始しながらも，ダメなら副腎皮質刺激ホルモン（adrenocorticotropic hormone：ACTH）を早く投与しよう．診察では皮膚に白斑があるので，結節性硬化症の可能性もある．画像検査を早めに実施しようかな……」

▶ ①のレジデントAの診断では，てんかん発作分類もてんかん分類もできておらず，「とりあえず」の処方となっているが，②のレジデントBではてんかん発作分類（②の※）とてんかん分類（同，※※）を正しく行え，「見通しのある」処方ができている点で大きく異なります．結果的に同じバルプロ酸ナトリウムを選択していますが，両者には大きな違いがあります．

▶ てんかん分類は，一度の診療で決定する必要はなく，経過が良くない場合は，複数回または様々な観点から検査を実施し，慎重に臨床経過を見る必要があります．時には見直し，変更をする必要もあります．以下にその一例を挙げます．

▶ たとえば，乳児期に半身性の間代けいれんが複数回あったとしましょう．脳波検査に問題はありませんでした．焦点性てんかんと推測し，カルバマゼピンを使用しました．良くなるどころかむしろ悪化傾向を示し，発熱時に重積発作が認められるようになりました．幼児期に入り，全般性の脳波異常と発達の遅れが出てきました．これは焦点性てんかんではなくDravet症候群の典型的な経過です．Dravet症候群においてカルバマゼピンは症状を悪化させる可能性があるので中止し，推奨されている薬剤（バルプロ酸ナトリウム，ベンゾジアゼピン系薬剤，トピラマート，スチリペントールなど）を使用すると，経過が良くなりました．

表2 てんかん分類（1989年国際分類と2010年改訂提案版分類との比較）

1989年分類		
局在関連性てんかんおよび症候群		
特発性	中心・側頭部に棘波を持つ良性小児てんかん	
	後頭部に突発波を持つ小児てんかん	
症候性		
潜因性		
全般てんかんおよび症候群		
特発性	小児欠神てんかん	
	乳児良性ミオクロニーてんかん	
	若年ミオクロニーてんかん	
	若年欠神てんかん	
潜因性あるいは症候性	West症候群	
	Lennox-Gastaut症候群	
	ミオクロニー失立発作てんかん	
症候性特異症候群	サプレッション・バーストを伴う早期乳児てんかん性脳症	
	早期ミオクロニー脳症	
焦点性か全般性か決定できないてんかんおよび症候群		
乳児重症ミオクロニーてんかん		
徐波睡眠時に持続性棘徐波を示すてんかん		
獲得性てんかん性失語（Landau-Kleffner症候群）		
特殊症候群		
熱性けいれん		

※記載の都合上，一部のてんかん症候群を省略している

2010年改訂提案版分類	
脳波・臨床症候群（発症年齢別）	
新生児期	早期ミオクロニー脳症
	大田原症候群
乳児期	遊走性焦点発作を伴う乳児てんかん
	West症候群
	乳児ミオクロニーてんかん
	Dravet症候群
小児期	早発良性小児後頭葉てんかん症候群（Panayiotopoulos型）
	ミオクロニー脱力発作を伴うてんかん
	中心側頭部棘波を示す良性てんかん
	遅発性小児後頭葉てんかん（Gastaut型）
	Lennox-Gastaut症候群
	睡眠時持続性棘徐波を示すてんかん性脳症
	Landau-Kleffner症候群
	小児欠神てんかん
青年期-成人期	若年欠神てんかん
	若年ミオクロニーてんかん
	進行性ミオクローヌスてんかん
明確な特定症状群	
海馬硬化症を伴う内側側頭葉てんかん	
Rasmussen症候群	
視床下部過誤腫による笑い発作	
構造的/代謝性の原因に帰するてんかん	
皮質形成異常（片側巨脳症，異所性灰白質など）	
神経皮膚症候群（結節性硬化症，Sturge-Weber症候群など）	
原因不明のてんかん	
熱性けいれん	

※記載の都合上，一部のてんかん症候群を省略している

てんかんの予後予測

Q.9 うちの子のてんかんは治りますか?

小出泰道

こんな回答はダメ

『治りません。』

『1年ぐらい薬を飲んだら治ります。』

こう説明しよう

① 将来的に発作が消失して，断薬できることが期待できる場合
年齢を重ねていくと，発作が自然とだんだん起こりにくくなることが期待できます。いつ頃，というはっきりとした予想は難しいですが，薬をいずれ中止できるかもしれません。しかし最終的には断薬してみないとわからない部分もありますので，一緒に経過を見ていきましょうね。

② 発作の抑制は期待できるが，断薬は難しいと考えられる場合
まずは治療によって発作を止めていきましょう。残念ながら，お薬を中止すると再発のリスクが高いと考えられますので，断薬は困難かもしれません。まずはお薬で発作がない状態を維持できるようにしていきましょう。

③ 治療による発作の抑制も断薬も難しいと考えられる場合
お持ちのてんかんのタイプを考えると，発作を完全に抑制することは難しいかもしれません。しかし，まずは生活に支障がある発作がなくなるように治療していきましょう。

1章 ● てんかん・けいれん一般

● 解 説

▶ てんかんの場合,「治る」という言葉からイメージするものが人によって少し違うように思います。「発作が起こらなくなること」を指している場合もありますし,人によっては風邪が治ったというのと同様に,「薬を止めても発作が起こらなくなること」つまり「完全に治癒すること」を指していることもあります。

▶「発作が起こらなくなること」は,一般的なてんかんの治療目標ですので,データに基づいた話をします。たとえば,てんかん全体では7割ぐらいの患者の発作が薬剤治療で抑制できる,というデータは有名です[1]。また,てんかん症候群の種類によって明らかに発作抑制の期待値が違うこともよく知られており,治療反応性がとても良いと考えられるてんかん症候群もあれば,発作の完全な抑制は難しいと考えられる場合もあります。たとえば,Lennox-Gastaut症候群は難治てんかん症候群の代表として知られていますが,成人期に至っても日～週単位程度の発作が残存することのほうが多いです[2]。

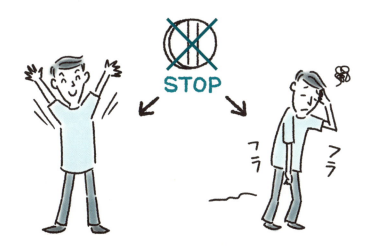

▶ 一方で,「薬を止めても発作が起こらなくなること」は,実際にはとても予想が難しいものです。予後を考える上で最も重要な因子は,病因だと考えられています[3]。また,一般に小児期に発症するてんかんのほうが,ローランドてんかんなどの年齢依存性に治癒する特発性てんかん症候群を含むこともあり,成人期発症のてんかんに比べると治癒する可能性は高くなります。しかし,個々の患者において,治癒するか否かを確実に予想することはなかなか困難です。

▶ 以上のような現状をふまえ,冒頭に示した3つの説明パターンについて以下に解説します。

① 将来的に発作が消失して,断薬できることが期待できる場合

▶ ローランドてんかんなどは,治療の必要がないか,あっても治療を中止することができる可能性が高いので,治療の終結についての見通しは話します。また,そのような高い確率で自然治癒が期待できるてんかん症候群ではなくても,一般的に「3年程度発作がなければ断薬を考慮する」といった指針があることも説明します[4]。一方で,診断そのものが経過の中で判断される部分もあるので,断薬が可能になるかどうかについて,最初に話すのは難しいこともあります。それを表現してみますと冒頭の説明のようになります。

② 発作の抑制は期待できるが,断薬は難しいと考えられる場合

▶ 上記①以外のてんかん患者,特に思春期以降に発症した患者の多くに対して行うことが多い説明です。現時点で我々は思春期以降に発症した患者に対して,明確な断薬についての指針を持ち合わせていません[5]。そこで断薬が難しい可能性に言及しつつ,まず薬物治療をしっかりと行うことを説明することになります。

③ 治療による発作の抑制も断薬も難しいと考えられる場合

▶ 小児期発症のてんかん性脳症など,高度の難治てんかんに対しては(もちろん発作の消失をめざす姿勢は必要ですが),まず多くの例

において発作の完全な消失は難しいことを説明します。その上で，たとえば転倒を伴う強直発作や脱力発作など，生活上の支障が大きい発作の抑制をめざすといった治療目標を提示しています。

● 文献

1) Brodie MJ, et al：Neurology. 2012；78：1548-1554.
2) Crespel A, et al：Lennox-Gastaut syndrome. Epileptic syndromes in infancy, childhood, and adolescence. 5th ed. Bureau M, et al, ed. John Libbey Eurotext, p189-216.
3) Sillanpää M：Acta Paediatr Scand. 1990；368：1-78.
4) 日本てんかん学会ガイドライン作成委員会，編：てんかん研. 2010；28：40-47.
5) 日本てんかん学会ガイドライン作成委員会，編：てんかん研. 2010；27：417-422.

● てんかんと遺伝

Q10 うちの家系にてんかんの者はいないんですけど？ 子どもにてんかんは遺伝しますか？

小出泰道

こんな回答はダメ

『遺伝する可能性は高いです。』

『ご家系にまだ発症していない患者さんがいるのかもしれませんね。』

こう説明しよう

てんかんのタイプにもよりますが，てんかん患者の親御さんのほとんどはてんかんではありませんし，てんかん患者のお子さんの多くはてんかんではありませんよ。

解説

▶「てんかんの原因」の項（21頁 **Q6** 参照）でも解説しましたが，このような質問をする人の多くは，親子間での単純な因果関係を想像しています。こうした不安から，結婚や子どもをつくることなどをためらう人も実際にいます。てんかんの遺伝学は目覚ましい発展を遂げ，現在も新たな知見が次々に生み出されており，治療の面でも遺伝子多型に応じたテーラーメード治療が検討されるようになっています。一方で，検査技術の発展に伴って様々な倫理的問題を考える必要性も増しています[1]。

▶しかし，ここではシンプルに患者の質問に沿って，「てんかんがある人の子どもがてんかんである」確率はどのぐらいあるのかを考えてみたいと思います。まず，いわゆるメンデル型の遺伝形式をとる

単一遺伝子病などは比較的理解しやすいかと思います。たとえば，進行性ミオクローヌスてんかんなどでは，遺伝子変異が直接世代を超えて受け継がれ，てんかんという表現型を呈することが知られています。日本人に多いとされる歯状核赤核淡蒼球ルイ体萎縮症（dentatorubral-pallidoluysian atrophy：DRPLA）では常染色体優性遺伝により，基本的に患者の子どもが発症する確率は男女を問わず50％となります。これは患者の人生の様々な選択肢を考える上で必要になりますので，きちんと説明する必要があります。ただし，診断そのものがきわめて微妙な問題をはらんでいますので，自信がなければ診断は遺伝カウンセリングが可能な施設や，症例の経験が豊富にある施設にお願いしましょう。

▶ では，てんかん全体についてはどうでしょうか？　まず，「外傷や炎症，血管障害といった原因があって発症した症候性てんかんが直接遺伝することはない」ということは理解してもらえると思います。「後天的に獲得した形質が受け継がれることはない」という内容を説明するために，私は「親御さんが筋トレをして筋肉をつけても，お子さんは筋肉ムキムキで生まれはしないでしょう？」「もちろ

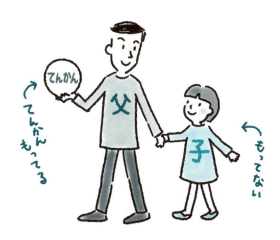

ん，偶然お子さんにてんかんが起こらないとは言えないのですが，親御さんのてんかんとは関係がありません」といった話をします。
▶ では，特発性てんかんについてはどうかといえば，これは遺伝子の関与があることは事実です。しかし，特発性てんかんという表現型には，単一の遺伝子ではなく多くの遺伝子が様々な遺伝形式，浸透率で関与していることがほとんどです。また，そこにさらに環境要因などが複雑に関与し，てんかんを発症すると考えられています。
▶ こうした理由から，たとえば親にてんかんがあったとしても，子どもに同じタイプのてんかんがみられる可能性は低くなっています。かつてわが国で行われた研究では，てんかん患者から生まれた子どものてんかん発症率は4.2％で，特発性11％，症候性3.2％であったと報告されています[2]。一般的なてんかんの有病率は1％前後と言われていますので，それに比べれば高いものの，逆に9割以上のてんかん患者の子どもはてんかんではないとも言えるわけです。
▶ 説明する相手は患者の親だったり，患者本人だったりしますが，基本的には患者の病状に応じて，客観的な事実を伝え，不安を軽減することを考えてあげればよいと思います。

● 文献

1) Antonio V, et al：Genetic basis of epileptic syndromes. "Genetic testing". Epileptic syndromes in infancy, childhood and adolescence. 5th ed. Bureau M, et al, ed. John Libbey Eurotext, 2012, p13-34.
2) Tsuboi T, et al：Hum Genet. 1977；36：173-189.

● 難治てんかんの定義

うちの子は難治てんかんですか？

秋山倫之

こんな回答はダメ

『まだ使っていない薬がいろいろあるので，難治と言うには早いですね。薬をいろいろ試してみて，合うものを根気強く探しましょう。』

こう説明しよう

「難治てんかん」は，抗てんかん薬の内服治療では発作を長期に，たとえば1年以上，抑えることができないてんかんです。しかし，世の中には抗てんかん薬はたくさんありますので，薬が効かないことを証明するためにすべての薬，薬の組み合わせを試していると時間がいくらあっても足りません。そのため，薬をいくつか使った段階で，薬が効きにくいタイプかどうかをある程度早めに見きわめる必要があります。

一般的には，効くだろうと予測される抗てんかん薬を2種類，十分な量を使っても発作がおさまらない場合，「難治てんかん」と考えようということになっています。

解説

▶ 国際抗てんかん連盟（ILAE）によれば，適切と考えられる抗てんかん薬を2剤，十分量用いても発作抑制に至らないてんかんを「難治てんかん」と考えるよう提唱されています[1]。

▶ 主に思春期以降にてんかんを新規に発病した患者を対象とした研究では，最初の抗てんかん薬で発作抑制に至るのが約50％，2剤目

で発作が抑制されるのが約15％であり，3剤目以降で発作が抑制される事例は5％もありません[2)3)]。

▶ 小児期に新規発症したてんかんのうち，いわゆる「良性てんかん」以外の患者を対象とした研究でも，大きく変わらない結果が示されています[4)]。

▶ この基準で「難治てんかん」と判断された事例においても，別の抗てんかん薬が効くことは少数ながらあります。この判断基準で大切なのは，「難治てんかん」であることが予測される事例を早い段階で拾い上げ，より高い効果が見込める他の治療法（例：てんかん外科手術）が行える候補患者を少しでも早く見つけ出せるようにすることです。

▶ 「難治てんかん」の判断は，患者が年少であるほど迅速に行う必要があります。たとえば，6カ月児にとっての3カ月と成人にとっての3カ月の重みはまったく異なるため，新生児や乳児では数カ月以内で判断しなければならない場合もあります。

▶ 不適切な薬剤が使われている事例，規則正しい内服ができていない事例は除外する必要があります（図1）。たとえば，欠神発作やミオ

---

1. **本当にてんかんか？**
   - 病歴の再聴取，脳波の再評価
   - 長時間脳波・ビデオモニターを行い，発作時脳波記録をとる
2. **適切な薬剤が使われているか？**
   - てんかん発作型の再確認
   - 使用薬剤で効果が期待される発作型の再確認
3. **規則正しい内服が行われているか？**
   - 薬物血中濃度測定
4. **上記1～3を検討後，難治てんかんの可能性を考える**

図1 薬が効きにくいときの確認事項

クロニー発作に対し，カルバマゼピンやガバペンチンは不適切な薬剤です。また，仮に適切な抗てんかん薬を処方されていたとしても怠薬が多ければ発作はおさまりませんので，薬物血中濃度測定により規則正しく内服できているかどうかをチェックする必要があります。

▶「てんかん発作」と考えていた症状が，真の「てんかん発作」ではなかったということもありえます。一例としては「心因性非てんかん性発作」が挙げられます。「てんかん発作」と「心因性非てんかん性発作」の両方が起こる事例もあり，両者をきちんと区別する必要があります。また，幼い小児では「てんかん発作」と混同されやすい症状（身震い発作など）がみられることもあります。「難治てんかん」を疑った場合，発作の病歴を再度きっちり聴取し直し，真の「てんかん発作」かどうか疑問な点がある場合には，長時間脳波・ビデオモニターなどで確認する必要があります。

● 文献

1) Kwan P, et al：Epilepsia. 2010；51：1069-1077.
2) Kwan P, et al：N Engl J Med. 2000；342：314-319.
3) Mohanraj R, et al：Eur J Neurol. 2006；13：277-282.
4) Wirrell EC, et al：Epilepsy Behav. 2014；34：20-24.

●熱性けいれんの原因

Q12 熱性けいれんはどうして起こるのですか？

福山哲広

こんな回答はダメ

『高熱が出ると脳にダメージが起き，神経細胞が過剰に興奮して熱性けいれんが起きます。高熱にならないように解熱薬をしっかり使ってけいれんが起きないようにしましょう。』

こう説明しよう

熱性けいれんのはっきりした原因はわかっていません。熱が出ると子どもの脳内に何らかのトラブルが発生して熱性けいれんが起こるのではないかと言われています。日本人の子どもは他の国の子どもに比べて熱性けいれんの発症率が高く，親に熱性けいれんの既往があると子どもも熱性けいれんを起こしやすくなることがわかっています。このことから，遺伝的な素因が関与していると考えられています。

熱性けいれんは後遺症を残さない良性疾患です。しかし，稀に後遺症を残す可能性がある急性脳炎や急性脳症という病気が隠れていることがあります。けいれん後に意識が戻らないときや，けいれんを繰り返すときは，必ず病院を受診しましょう。

解 説

▶熱性けいれんは，主に生後6～60カ月の乳幼児期に起こります。通常は38℃以上の発熱に伴う発作性疾患（けいれん性，非けいれん性を含む）で，髄膜炎などの中枢神経感染症，代謝異常，その他の

明らかな発作の原因がみられないもので，てんかんの既往のあるものは除外されます[1]。

▶ 熱性けいれんの有病率は，諸外国ではおおむね2～5％と報告されています[2)～4)]。わが国では7～11％と諸外国より高い有病率の報告が多く，人種・民族差，地域差が言及されています[5)6)]。

▶ 熱性けいれんの再発予測因子は，①両親いずれかの熱性けいれん家族歴，②1歳未満の発症，③短時間の発熱－発作間隔，④発作時体温が39℃以下であることです[7]。再発予測因子から，熱性けいれん発症には体温の高さよりも遺伝素因のほうが影響を与えていることが示唆されます。

▶ 有熱時けいれんを起こす原因には，熱性けいれんのほかに，急性脳炎・脳症，細菌性髄膜炎，てんかんなどがあります。①有熱時けいれん重積，②けいれん後に意識障害が遷延，③一度の発熱機会の間にけいれん発作を繰り返す，のいずれかの症状がみられる場合は，急性脳炎・脳症の可能性があります。中でも二相性発作と遅発性拡散低下を呈する急性脳症（acute encephalopathy with biphasic seizures and late reduced diffusion：AESD）は初回の有熱時けいれんの後，いったん意識が回復し，発症から4～6日

熱性けいれんの原因

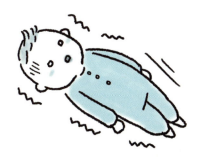

目で再度けいれんを起こすという二相性の経過をたどります。ほとんどはけいれん重積で発症しますが，数分の短いけいれんで発症することもあります。後遺症を残す可能性が高い疾患であり，初回の有熱時けいれんの時点から，その可能性について言及しておくことが重要です。

● 文献

1) 熱性けいれん診療ガイドライン策定委員会, 編：総論1 熱性けいれんの定義. 熱性けいれん診療ガイドライン 2015. 診断と治療社, 2015, p2-3.
2) Hauser WA：Epilepsia. 1994；35：S1-S6.
3) Sillanpää M, et al：Pediatr Neurol. 2008；38：391-394.
4) Vestergaard M, et al：Am J Epidemiol. 2007；165(8)：911-918.
5) Tsuboi T：Neurology. 1984；34：175-181.
6) 香川和子, 他：熱性けいれんの頻度と遺伝. 熱性けいれん. 二瓶健次, 編. 金原出版, 1992, p23-35.
7) 熱性けいれん診療ガイドライン策定委員会, 編：総論4 熱性けいれんの再発頻度と再発予測因子. 熱性けいれん診療ガイドライン 2015. 診断と治療社, 2015, p8-11.

● 熱性けいれんとてんかんの違い

Q13 熱でひきつけたのですが，てんかんなのですか？

福山哲広 ●

こんな回答はダメ

『熱でひきつけを起こす原因には，熱性けいれんとてんかんがあります。熱でひきつけを繰り返すようなら脳波検査を行い，てんかんかどうか調べましょう。脳波に異常が出ていればてんかんです。』

こう説明しよう

熱が出たときにしかひきつけを起こさなければ，熱性けいれんです。てんかんではありません。熱があるときだけではなく，熱がないときにもひきつけや突然ボーッとするような発作を起こす場合は，てんかんの可能性があります。

熱性けいれんを起こした子どもの90％以上はてんかんを発症しません。ただ，将来，てんかんになる子どもがその前に熱性けいれんを発症することはあります。万が一，熱がないときにてんかんを疑うような症状が出たら，そのときに検査や治療について相談していきましょう。

解説

▶ 国際抗てんかん連盟（ILAE）はてんかんの臨床的定義として，①24時間以上離れて生じる少なくとも2回の非誘発（あるいは反射）発作，②1回の非誘発（あるいは反射）発作と以降10年間にわたって高い発作再発リスクの存在，という2つの定義を公表しています[1]。一方，熱性けいれんは「熱で誘発された」発作性疾患です。有熱時

のけいれんのみであれば，たとえ脳波検査でてんかん性異常波を認めたとしても，てんかんではなく熱性けいれんです。

▶熱性けいれんの既往を有する児が後に誘因のない無熱性発作を2回以上繰り返す割合，すなわち，熱性けいれん後てんかんの発症率は2.0～7.5％程度であり，一般人口におけるてんかん発症率（0.5～1.0％）に比べて高くなります。

▶熱性けいれん後のてんかん発症関連因子は，①熱性けいれん発症前の神経学的異常，②両親・同胞におけるてんかん家族歴，③複雑型熱性けいれん（焦点性発作，発作時間が15分以上，一発熱機会内の再発，のいずれか1つ以上），④短時間の発熱－発作間隔（おおむね1時間以内）の4つです。①～③のうち，いずれの因子も認めない場合のてんかんの発症率は，1.0％と一般人口のてんかん発症率と同等です。1因子を認める場合は2.0％，2～3因子の場合は10％です。④を認める場合，その後のてんかん発症危険度はおおむね2倍になります[2]。

▶複数回の熱性けいれん再発がてんかん発症と関連していることも報告されています[2,3]。この結果の解釈として重要なのは，繰り返す熱性けいれんの結果としててんかんに「進展，移行」するのではなく，てんかん素因を持っている子どもが熱性けいれんを繰り返

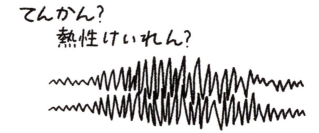

す可能性が高いということです。このことを保護者に安心をもたらすように説明することが重要です。また，熱性けいれんの再発予防はてんかん発症を予防するものではないことの説明も重要です。

▶ 有熱時にてんかん発作を繰り返すてんかん症候群に，Dravet症候群（乳児重症ミオクロニーてんかん）やPCDH19関連てんかんがあります。その特徴を理解しておくと家族への説明がしやすくなります。

● 文献

1) Fisher RS, et al：Epilepsia. 2014；55：475-482.
2) 熱性けいれん診療ガイドライン策定委員会，編：総論5 熱性けいれんの既往がある小児のその後のてんかん発症頻度とてんかん発症関連因子．熱性けいれん診療ガイドライン 2015. 診断と治療社. 2015, p12-14.
3) MacDonald BK, et al：Eur Neurol. 1999；41：179-186.

● てんかん発作による後遺症

Q14 てんかん発作で脳に障害が残ることはありますか?

高山留美子

こんな回答はダメ

『1回でもてんかん発作が起こると，後遺障害を残します。早く発作は止めましょう。』

こう説明しよう

基本的にてんかん発作で後遺障害を認めることはありませんが，てんかん重積状態では運動障害や知能面での神経学的後遺障害を合併することがあります。てんかん重積状態では，まずは発作を止める治療を行うことが重要です。

また，てんかん発作が繰り返し長期間続くことで，認知や行動に関しても重度な障害を引き起こすことがあります（てんかん性脳症）。

解説

▶てんかん発作は一過性の脳の興奮による症状のため，発作頓挫後は，いつもの状態に戻ります。通常，てんかん発作で後遺障害を認めることはありません。

▶てんかん重積状態とは「発作がある程度の長さ以上に続くか，または，短い発作でも反復し，その間の意識の回復がないもの」と定義されています。動物実験では，てんかん発作が30分以上続くと不可逆的な神経損傷が生じる可能性が示されています。一方，5分以上続く発作は遷延する可能性が高いため，てんかん重積状態とは

てんかん発作持続時間が「5分以上」続く場合と考えて，治療を開始することが勧められています[1]。

▶てんかん重積状態の発作型は，主にけいれん性（全般発作，二次性全般化発作を含む）と非けいれん性（欠神発作，複雑部分発作）にわけられます。非けいれん性は意識障害が主体で，診断には脳波検査が必要です[1]。

▶通常，けいれん性発作は5分以内で自然に頓挫しますが，前述の通り5分を超えるけいれん性発作は遷延しやすいとされています。したがって，臨床的には5分以上けいれん性発作が続くときは，運動面や知的面での後遺障害，生命への危険性を伴う恐れがあり，発作の急性期治療を行うべきと考えられています。てんかん重積状態（非けいれん性）でも呼吸・循環に影響を及ぼす可能性があり，急性期治療を必要とします[1]。

▶乳児期に発症するDravet症候群は，熱過敏性のけいれん性発作がしばしば重積することが特徴的です。てんかん重積状態は成長とともに軽減していきますが，経過中，インフルエンザ等ウイルス感染症罹患時のてんかん重積状態後に，神経学的後遺障害を合併することがあり，注意が必要です[2]。

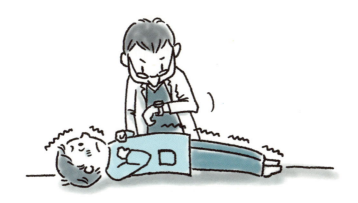

▶小児期に発症するてんかん症候群では，てんかん発作が難治に経過し，てんかん性活動そのものが認知や行動に関しても重度の障害を引き起こす「てんかん性脳症」を示します。早期ミオクロニー脳症，大田原症候群，West症候群，Dravet症候群，非進行性疾患のミオクロニー脳症，Lennox-Gastaut症候群，睡眠時持続性棘徐波を示すてんかん性脳症，Landau-Kleffner症候群です。治療によるてんかん発作の改善に伴い，発達の改善が見込まれます。つまり，発達の改善のためにてんかん治療が必要です[3]。

▶残念ながら，てんかんにおいては，長期間発作が抑制に至らず難治に経過することがあります。難治てんかんの治療の経過中，多剤併用療法になり，抗てんかん薬の副作用による認知面や行動への障害，発作の悪化を引き起こしてしまう可能性があります。たとえば，フェノバルビタールナトリウムやベンゾジアゼピン系薬による多動，ゾニサミド，トピラマートによる精神障害，認知障害があります。治療の経過中，認知面や行動面の悪化を認めるときには，抗てんかん薬の副作用の関与も考える必要があります。

● 文献

1) Trinka E, et al：Epilepsia. 2015；56：1515-1523.
2) Okumura A, et al：Epilepsia. 2012；53：79-86.
3) Engel J Jr.：Epilepsia. 2001；42：796-803.

● てんかんと発達障害／知的障害との関係

発達障害や知的障害があるとてんかんになりやすいのですか？またその逆は？

高山留美子 ●

こんな回答はダメ
●『発達障害や知的障害とてんかんは必ず合併しますよ。』

こう説明しよう
● 発達障害や知的障害の経過中にてんかんを発症することがあり，これらの合併症のない人よりてんかんの合併率は高いです。てんかんの経過中に発達障害，知的障害を合併することもあります。ただ，もちろん，てんかん発作があっても，発達・知的面に障害をもたらさないこともあります。一般にてんかん発作の難治度と発達障害，知的障害の重症度は相関します。

解 説

▶ 発達障害とは，先天性の脳機能の障害であり，通常，低年齢で発症し，自閉症スペクトラム障害，学習障害，注意欠陥多動性障害（attention deficit hyperactivity disorder：ADHD）などがあります。知的障害は知的機能と適応行動の両方に制限を示す障害で，通常18歳未満で発症し，知能検査で70以下を示します。

▶ 発達障害，知的障害とてんかんが併存している場合と，てんかんの病態が発達に影響を及ぼし発達障害の症状を呈する場合があります。

▶ 自閉症スペクトラム障害におけるてんかん合併率は，約20～30％です。てんかん発症年齢は乳児期と思春期以降に多くなります。脳波異常の合併も多いです。知能障害の程度が強いほど，てんかんの

合併率は高くなります[1]。

▶てんかんにおけるADHDの合併率は30〜40％とされています。てんかんを合併するADHDでは，ADHD症状が先行していることが多いです。ADHD単独では混合型が一番多いですが，てんかん併存例では不注意型が多くなります。不注意型優勢のADHDでは，てんかんの発症率も高くなり，注意する必要があります。また，ADHDでは脳波異常の合併も多くなります[2]。

▶てんかん発作とADHD症状とが関連することもあります。てんかんとADHDの合併例のADHD症状に対しては，ADHD治療薬を用いる前に，まず抗てんかん薬等によるてんかん治療を行うと，てんかん発作が改善することでADHD症状の改善につながることがあります。その際には行動・認知面への影響が少ない抗てんかん薬の使用を勧めます[2]。

▶知的障害におけるてんかん発症率は20〜26％と高く，知的能力が低いほどてんかんの発症率が高くなります[1]。

▶てんかんの経過中に，知的障害を発症することも知られています。てんかんの原因，てんかん発作の難治化，脳波異常，抗てんかん薬

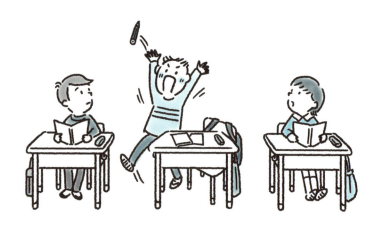

多剤併用療法等が要因として考えられます。てんかん発作の難治化と知的障害の重症度は相関するとされています。

▶小児期に発症する早期ミオクロニー脳症，大田原症候群，West症候群，Dravet症候群，非進行性疾患のミオクロニー脳症，Lennox-Gastaut症候群，睡眠時持続性棘徐波を示すてんかん性脳症，Landau-Kleffner症候群は，てんかん発作が難治に経過し，てんかん性活動そのものが認知や行動に関しても重度な障害を引き起こすてんかん性脳症を呈します。てんかん発作の治療が認知・行動面の改善につながります。

▶フェノバルビタールナトリウムやベンゾジアゼピン系薬による多動，レベチラセタムの精神症状（易刺激性，攻撃性），ゾニサミド，トピラマートによる精神障害，認知障害など，抗てんかん薬には認知・行動・精神面に対する副作用があります。認知・行動・精神面に問題症状を合併している症例に，これらの抗てんかん薬を投与すると，問題症状が悪化することがあります。反対にこれらの抗てんかん薬を減量・中止することにより，問題症状が改善することもあります。てんかんに合併する認知・行動・精神面を評価し，副作用による症状の悪化をまねかないような抗てんかん薬の選択が必要です。

● 文献

1) 岡　牧郎：小児の脳神. 2015；40：368-377.
2) 木村記子, 他：児童青年精医と近接領域. 2010；51：141-163.

● 精神症状をみた場合の対応

Q16 てんかんを発症してからイライラしやすくなった気がします。そんなことありますか?

小出泰道

こんな回答はダメ

『そんなのは関係ないですね。』

『てんかんの方はそういう性格になりやすいですね。』

こう説明しよう

ありえますね。原因にはいろいろな可能性が考えられますが、お薬との関係は考える必要があるかもしれませんね。

解説

▶ 成人のてんかん患者でよくみられる精神症状として、うつや躁状態、幻覚妄想などの精神病状態、不安性障害、心因性非てんかん発作などが知られています。また、小児期には主にてんかんの原因に関連して、発達障害や知的障害が問題となります。てんかん患者は健常人に比べ、様々な精神症状がみられる可能性が高いことが知られています。たとえば、うつ症状を呈する割合は4人に1人といった研究もあります[1]。

▶ 一方、「イライラする」という直接の訴えや、「最近、怒りっぽい」といった話を患者家族から聞くことがときどきあります。また、患者本人や家族からの訴えはなくても、「イライラしませんか?」と聞くと「そうなんです。最近やけに……」という答えが返ってくることは珍しくありません。

▶ この「イライラ」は、上記のようなてんかん患者の精神症状(特にう

つ）に由来することも確かにあります。しかし，「てんかんを発症してから」あるいは「以前はなかったのに」イライラするようになったという場合に，最も関連を疑うべきなのは，抗てんかん薬の副作用だと思います。

▶抗てんかん薬は発作を抑制する一方で，様々な副作用がみられる可能性がありますが，精神や行動面に影響を与えることがあります。この影響が良いほうに働くこともあるのですが，悪いほうに働いた場合は生活の質を著しく悪化させることがあるため，特に注意すべきです（**表1**）[2]。「イライラする」という訴えは，かつてはフェニトイン，最近ではレベチラセタムなどでよく経験します。その他の薬も含め，治療の変更の後にこうした症状がみられた場合は，抗てんかん薬との関係を疑う必要があります。

表1　抗てんかん薬の精神面・行動面への影響

抗てんかん薬	行動への影響		精神医学的副作用	
	ネガティブ	ポジティブ	うつ	精神病
バルビツレート	+++	−	+++	−
ベンゾジアゼピン	+++	−	−	−
カルバマゼピン	+	+++	+	−
エトスクシミド	+	−	−	+
フェニトイン	+	−	−	−
バルプロ酸ナトリウム	+	+++	−	−
ゾニサミド	+	−	+	++
ガバペンチン	−	+	−	−
トピラマート	+	−	+	+
ラモトリギン	−	+++	−	−
レベチラセタム	+	−	−	+

（文献2より一部改変）

▶ また，こうした「イライラ」が，時に「てんかん性格」から来るものである，といった説明をする医師もいますが，これには注意を要します。易怒性や迂遠，粘着質といった特徴で語られることが多い「てんかん性格」は，確かにてんかん患者の一部（特に側頭葉てんかん）に認められるように思われます[3]。しかし，そのような特徴を併せ持つ例はむしろ少数であって，単純に「イライラ」が抗てんかん薬の副作用として起こっているだけである例のほうがずっと多いのです。我々は，自らがイライラする患者をつくり出してしまう可能性をいつも念頭に置く必要があります。

▶ 対応としては，レベチラセタムではビタミンB_6を併用することで「イライラ」が改善する例もありますが[4]，原則的には原因となっていることが疑われる薬剤の減量，あるいは中止を考えることになります。精神面や行動面への抗てんかん薬の悪影響は，社会適応の面からも早めに対処することが望ましいです。原因となっていることが疑われる薬剤を中止しても「イライラ」が改善しなければ，その時点で他の原因を考えても遅くはありません。

● 文献

1) Zhao T, et al：Seizure. 2012；21：367-370.
2) Glauser TA：Epilepsy Behav. 2004；5：S25-S32.
3) 兼本浩祐, 他：臨神経. 2012；52：1091-1093.
4) Major P, et al：Epilepsy Behav. 2008；13：557-559.

2章

対処

■ 発作時の対処についての指導

Q17 発作を起こしているときはどうしたらいいですか？ してはいけないことはありますか？

最上友紀子

こんな回答はダメ

『呼びかけたり，ゆすったりして意識状態を確認して下さい。舌を噛まないように，口を広げたり，物を噛ませましょう。』

こう説明しよう

安全な場所に誘導するなどしてけがをしないように配慮しましょう。着衣もゆるめて楽にしてあげましょう。その上で，発作症状〔どのような状況で起こったのか，意識はあるのか，眼球偏位（両方の目玉が揃って上がったり，片方へ寄ったり，下がったりして瞬きがなくなった状態）や左右差はあるのか，どのくらい続くのか，発作後に麻痺が残るのか〕を観察します。意識状態を確認するために呼びかけるのはよいですが，ゆすったり叩いたりしないで下さい。また危険ですので，口の中に手や物を入れたりしないで下さい。

解説

▶ てんかん発作時，特に意識減損を伴う発作時には，発作によってけがをしないように安全を確保することが大事です。安全な場所に誘導し，横にするなど楽な姿勢をとるようにします。発作時自動症で手足を動かしたり，歩き回ることがあっても，無理に押さえつけず，けがなどしないように注意しながら見守ります。

▶ 食事中に発作が起こると，誤嚥による気道閉塞や誤嚥による肺炎を起こすことがあります。まずは持っている箸や皿などを取り，安全

な場所に誘導します。口腔内の食物については取れる分だけ掻き出すようにしますが，全身に力が入っている，歯を噛み締めているときには危険ですので，口腔内に無理に指を入れないようにします。また，発作後に嘔吐することもあるため，誤嚥しないように顔を横に向けるなどの対応も必要になることがあります。発作後に嘔吐や咳込みをして気道狭窄を起こすこともあります。その際は背部叩打法，Heimlich法で排出を試みるようにします。

▶ 入浴中に発作が起こると，誤嚥による気道閉塞や肺炎に加え，溺死することがあります。まずは浴槽の栓を抜き，安全な場所に移動します。普段から，1人での入浴は避ける，入浴時には家族に知らせる，家族は入浴中に声かけをするなどの確認をするようにしましょう。

▶ 次に，てんかんの診断として発作症状の観察が大事であるため，落ち着いて観察します。普段のてんかん発作と同様であるのか，発作の形，強さ，持続時間に注意します。発作が起こったときの状況（入眠前，覚醒時など）や誘因（発熱などの感染症罹患時，入浴時，

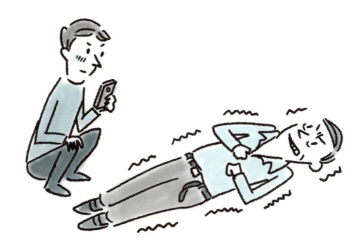

睡眠不足，飲酒など）も覚えておきましょう。可能であれば，スマートフォンやビデオで撮影できれば，発作症状を説明しやすいでしょう。意識減損を伴う発作時には，意識状態を確認するための呼びかけはよいですが，ゆすったり叩いたりして刺激を与えることは意味がないため，行わないようにします。発作時や発作後に嘔吐することがあるので，その際には顔を横に向けて，吐物を誤嚥しないようにします。舌を噛まないように口の中に手や物を入れたり，顎を上げることは不要です。

▶発作が5分以上続くことを「けいれん重積」と呼び，早期に発作を止めることを試みる必要があります。発作を止めるためには，ジアゼパム（ダイアップ®）坐薬，ミダゾラム（ドルミカム®）静注，ミダゾラム（ドルミカム®）の鼻粘膜・口腔粘膜投与，そのほかにはフェノバルビタールナトリウム（ノーベルバール®），ホスフェニトインナトリウム水和物（ホストイン®），リドカイン（キシロカイン®）静注などの方法があります。これらのうち，現在わが国で医療従事者以外の保護者が行える処置としては，ジアゼパム坐薬の使用が認められています。けいれん重積，けいれん群発時に使用しますが，使用するタイミングや方法はあらかじめ決めておく必要があります。

▶筆者は，5分以上のけいれん重積もしくは1時間に3回以上の発作を認めるときにはジアゼパム坐薬を使用するように指示していますが，患者ごとに使用するタイミングや方法は多少変えています。事前に患者や患者家族と決めておくようにしましょう。

● 救急車を呼ぶべき場合の指導

Q18 発作を起こしたときは救急車を呼ぶべきでしょうか？

九鬼一郎

こんな回答はダメ
『発作があれば，とりあえず救急車を呼べばいいんじゃないかな。』

こう説明しよう
ほとんどのてんかん発作は5分以内に自然に止まります。しかし，けいれん発作が5～10分以上持続すると自然に止まりにくくなり，「てんかん重積状態（けいれん性）」に移行しやすいため，救急車を呼んだほうがよいでしょう。

医療機関受診までの早期介入としてジアゼパム坐薬があり，群発を防ぐ，もしくは重積の既往がある患者さんに発作開始直後に使用することで救急搬送後の治療につなげる可能性があります。

解説

▶てんかん重積状態（けいれん性）は一般的には「30分以上持続するけいれん発作」，もしくは「意識の回復のないけいれん群発が続く場合」と定義されています。最近では，国際抗てんかん連盟（ILAE）が2015年に過去の知見と近年の臨床場面での議論をふまえ，新たな定義を公表しました[1]。発作持続時間に関しては，何分以上持続すると自然停止しにくくなるか（time point：t1），何分以上持続すると脳に長期的な影響を残すか（time point：t2）が示されてお

り，たとえば強直間代発作の重積ではt1が5分，t2が30分，意識障害を伴う焦点性てんかん重積では，t1が10分，t2が60分以上となっています。

▶わが国での救急医療体制では，救急要請の入電から病院収容までの時間は，2014年に総務省公表したデータによると全国平均39.4分[2]であり，菊池ら[3]の埼玉県小児医療センターの統計でも41.1分とほぼ同様の状況です。これは大部分のてんかん重積状態となった患者が，病院で治療が開始されるまでに30分以上要していることを示しています。強直間代発作の重積の場合，病院での治療が始まるまでにすでに30分以上経過しています。「t2を超している」＝「後遺症を残す可能性が出てくる」ということを意味します。

▶大部分の発作では5分以内で自然におさまる，5～10分以上発作が持続すると自然におさまりにくくなる，という報告があります[4)5)]。治療開始のタイミングとしては，重積状態に至る前に開始すべきとの考えが主流で，欧米のガイドラインでは5～10分以上発作が止まらなければ，治療を開始することが推奨されています。既にて

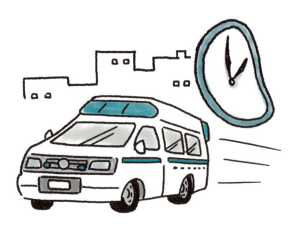

んかんと診断され，過去にてんかん重積状態の既往がある場合は，早期の治療開始が必要であり，家庭や学校などで病院前治療が考慮されます。

▶病院搬送前に発作を確実に抑制できる副作用のない薬があればよいのですが，なかなかそのような薬はありません。現在わが国で市販されており，適応があり頻用されているのは，ジアゼパム坐薬です。熱性けいれんの予防として使用されることが多く，発作予防に対する有効血中濃度に達するのは投与後約30分とされています。しかし，てんかん重積状態（けいれん性）の治療に関する有効性のエビデンスはありません。ただ，群発を防ぐ，もしくは重積の既往があるてんかん患者に発作開始直後に使用して，病院搬送後の治療につなげることができる可能性があります。

▶一方，欧米では病院前治療として，養育者によるミダゾラムの粘膜投与・ジアゼパムの注腸投与，特別救急医療士（パラメディック）によるミダゾラム筋注，ロラゼパム静注などの試みがなされています[6〜8]。

▶発作が生じた場合は，前項の「発作時の対応」を行いつつ，発作が5分以内におさまり，その後もいつもと変わらない様子か軽い症状（軽度の頭痛や眠気など）だけであれば，自家用車でかかりつけ医を受診する，経過観察して後日受診するように勧める，などの対応でよいと思われます。発作が5分経過しても止まらないときは救急搬送を依頼する（状況によってはジアゼパム坐薬を挿入して），というのが現実的ではないでしょうか。将来は，即効性のある薬剤（ミダゾラムの経粘膜投与など）の導入が望まれます。

●文献

1） Trinka E, et al：Epilepsia. 2015；56：1515-1523.
2） 総務省：消防庁報道資料．平成26年度版 救急・救助の現況（平成26年12月19日付）．〔https://www.fdma.go.jp/neuter/topics/houdou/h26/2612/261219_1houdou/03_houdoushiryou.pdf〕
3） 菊池健二郎, 他：日小児会誌. 2015；119：1226-1232.
4） Shinnar S, et al：Ann Neurol. 2001；49：659-664.
5） Wasterlain CG, et al：Definition and classification of status epilepticus. Status epilepticus. Mechanisms and management. Wasterlain CG, et al, ed. The MIT Press, 2006, p11-16.
6） Khan A, et al：Acta Paediatr. 2014；103：e165-e168.
7） Klimach VJ：Seizure. 2009；18：343-346.
8） Silbergleit R, et al：N Engl J Med. 2012；366：591-600.

● 救急搬送時の入院の適応

Q19 けいれん発作を起こしたときは入院させなくていいのですか？

九鬼一郎

こんな回答はダメ
『意識の回復が悪かったのですが，希望が強かったので帰宅を許可しました。』

こう説明しよう
今回のけいれん発作は，少し持続時間が長かったので／発作後の意識の回復が悪いので／呼吸の状態が悪いので／麻痺があり脳梗塞が原因である可能性があるので／急性脳症の可能性があるので，入院（転院）で慎重に経過を観察して，検査・治療することが勧められます。

解説

▶ 一通りの救急対応がすんだあとは，多くのケースでは，一定時間観察することになります。しかし，さらなる検査や引き続き治療・観察するために入院が望ましいか，帰宅してもよいか迷うことも少なくありません。入院適応については，小児期では「熱性けいれん診療ガイドライン」や海外のガイドライン[1]に一部記載がありますが，その他一定の見解はなく現場の判断に任されることが多いです。判断の目安を**表1**に示します。

▶ 以下，入院に関する判断基準を患者の症状ごとに記します。

① **来院時，けいれん発作が持続している場合**

▶ 発作抑制をめざして，直ちに治療を試みるとともに，発作が生じた原因を精査する必要があります。発作自体が呼吸・循環系に与える

表1 入院での経過観察が望ましい場合

- けいれん重積状態・けいれん群発がみられる場合
- 意識障害の遷延や新たな神経徴候がみられる場合
- 頭蓋内圧亢進所見や髄膜刺激徴候がみられる場合
- 呼吸・循環などの全身状態が不良な場合
- 検査結果で異常所見がみられた場合
- 不安などで入院による経過観察の強い希望がある場合
- 上記以外でも診療した医師が入院が必要と判断した場合

悪影響、薬剤投与(特にベンゾジアゼピン系薬剤)による呼吸抑制などを念頭に、入院を考慮したほうがよいでしょう。

② 来院時、けいれん発作が止まっている場合

▶ 問診により発作がけいれん重積状態と考えられる場合は、来院時に発作が消失している場合でも、前項に準じて入院を考慮したほうがよいでしょう。来院時までに複数回の発作を認めた場合は、その後も繰り返す可能性が高いため入院を考慮しましょう[2]。重積状態でない場合は、一定時間の経過観察や患者の状態に応じた検査を考慮し、地域の救急体制、医療機関へのアクセスなど社会的な要因をふまえた上で、総合的に帰宅/入院の判断をしてもよいでしょう。

③ 神経所見や神経症状の悪化を認める場合や全身状態不良(脱水・呼吸不全など)である場合

▶ けいれん発作が消失したあとも意識障害の遷延や麻痺などを認める場合には、急性脳炎、急性脳症、脳腫瘍、水頭症、脳血管障害など頭蓋内病変の存在が示唆されます。また髄膜刺激所見を認める場合には、髄膜炎、急性脳炎などの中枢神経感染症の可能性が考えられます。これらの場合には、それぞれの病態に応じた特異的かつ迅速な治療が必要となります。発作による誤嚥、肺水腫、経口摂取困難などが生じた場合には、病状に応じた治療が必要となるため入院となります。

④ 検査所見に異常がある場合
　▶ 血液検査の異常（炎症所見高値，電解質異常，臓器障害，低血糖など），髄液検査の異常（細胞数増多，蛋白高値など），頭部画像検査の異常（脳浮腫など），脳波検査の異常（高振幅徐波など）を認めた場合，もしくは強く疑われた場合は，全身疾患や器質的疾患に伴う発作の可能性があり，入院を考慮したほうがよいでしょう。

⑤ 予後不良因子について（小児期）
　▶ けいれん重積状態において予後不良と関連する因子は，その原因であり，小児期においてはわが国では急性脳症が最多となります[3)～5)]。意識障害が急性に発症し，遷延する場合には，急性脳症を念頭に入院を考慮しましょう。また，1歳未満でのけいれん重積状態の発症は，予後不良と関連します。低年齢は細菌性髄膜炎や敗血症，急性脳症の好発年齢であり，自覚症状を適切に伝えることができず急激に病状が悪化する可能性があります。特に，インフルエンザなどの感染症による発熱を契機にけいれん重積状態となった場合は，救急対応後にある程度の意識の回復がみられても，数日後に脳浮腫や発作群発を認める場合があるため，入院での観察を続けておいたほうがよいでしょう。

⑥ 上記以外でも診療した医師が，入院が必要と考える場合／帰宅が可能と考える場合
　▶ 現場で対応した医師の判断で，入院の適応について考慮されるべきです。てんかんの具体的な診断がついており，いつも通りの発作で見通しが立つ場合，各種検査で明らかな異常がなく，十分に病態が把握でき（熱性けいれん，憤怒けいれんなど）経過が良い場合においては，養育者と相談し「帰宅」という選択肢があります。その際には，再発時の対処方法や再診が必要な状況について十分な説明をしましょう。必ずしも，救急受診時に抗てんかん薬の開始や変更

をする必要はなく，近日中に主治医やてんかん診療を行っている外来を受診してもらうように伝えましょう。

● 文献

1) Armon K, et al：Emerg Med J. 2003；20：13-20.
2) Sogawa Y, et al：Pediatr Neurol. 2006；35：98-101.
3) Raspall-Chaure M, et al：Lancet Neurol. 2006；5：769-779.
4) Nishiyama I, et al：Epilepsy Res. 2011；96：89-95.
5) Maegaki Y, et al：Brain Dev. 2015；37：478-486.

● 熱性けいれんへの対処（アンヒバ®やダイアップ®を使う？）

Q20 熱が出たとき，けいれんが起こったときはどうしたらいいですか？

最上友紀子

こんな回答はダメ

『けいれんが起こるかもしれないので，38℃を超えたら早めに解熱薬を使用して下さい。熱性けいれんが1回でもあれば，ジアゼパム（ダイアップ®）を使って下さい。』

こう説明しよう

熱性けいれんを繰り返す，もしくは熱性けいれんを起こすと重積になりやすい既往があれば，発熱時のジアゼパム坐薬の予防投与について考慮しましょう。

発熱時にはジアゼパム坐薬を1個使用し，8時間後も発熱が続いていればジアゼパム坐薬を再度，1個使用して下さい。2回の使用で発熱後24時間の発作の閾値を上げます。

発熱時には，通常通り解熱薬を使用して下さい。ジアゼパム坐薬と解熱薬は30分以上あけて使用するのがよいでしょう。

解説

▶ 熱性けいれんとは，主に生後6カ月〜5歳の乳幼児期に起こります。通常，38℃以上の発熱に伴う発作性疾患（けいれん性，非けいれん性を含む）で，髄膜炎などの中枢神経感染症，代謝異常，その他の明らかな発作の原因がみられず，てんかんの既往のある場合は除外されると定義されています。

▶ 熱性けいれんのうち，以下の3項目中1項目以上を持つものを「複

雑型熱性けいれん」，いずれにも該当しないものを「単純型熱性けいれん」とすると定義されています。

　①焦点性発作（部分発作）の要素
　②15分以上持続する発作
　③1発熱機会の，通常は24時間以内に複数回反復する発作

▶発熱時におけるジアゼパム坐薬の予防投与は，熱性けいれんの再発予防の有効性は高いです。しかし，副作用も存在し，ルーチンに使用する必要はありません。適応基準として，以下の①または②を満たす場合に使用します。

　①遷延性発作（15分以上）の既往がある場合
　②下記のうち2つ以上を満たした熱性けいれんが2回以上反復する場合
　　a. 焦点性発作または24時間以内に反復
　　b. 熱性けいれん出現前より存在する神経学的異常・発達遅滞
　　c. 熱性けいれんまたはてんかんの家族歴
　　d. 生後12カ月未満
　　e. 発熱後1時間未満での発作
　　f. 38℃未満での発作

▶37.5℃を目安として，1回0.4〜0.5mg/kg（最大10mg）を挿肛し，発熱が持続していれば8時間後に同量を追加します。最終発作から1〜2年，もしくは4〜5歳までの投与がよいと考えられています。

▶発熱時の解熱薬使用は，熱性けいれん再発を予防できるとするエビデンスがないため，予防のための使用は推奨しません。解熱薬使用後の熱の再上昇による熱性けいれん再発のエビデンスもありません。解熱薬（坐薬）とジアゼパム坐薬を併用する場合には，まずジアゼパム坐薬を挿入し，30分以上あけて解熱薬（坐薬）を挿入するようにして下さい。

▶ 来院時に熱性けいれんが止まっている場合，外来でルーチンにジアゼパム坐薬を入れる必要はありません。熱性けいれんの患者203例において，外来でジアゼパム坐薬を使用していた時期と使用していなかった時期にわけて，同一発熱期間内の発作の再発率を後方視的に比較すると，ジアゼパム坐薬を使用した症例は2.1%，使用しなかった症例は14.8%に再発がみられ，ジアゼパム坐薬には予防効果があることが示されました[1]。しかし，坐薬を入れなくても再発しなかった例があることに加え，ジアゼパム坐薬自体の眠気・ふらつきの副作用もあるため，外来でルーチンにジアゼパム坐薬を使用する必要はありません。各医療機関の体制や家族の心配などを考慮して決めるのがよいでしょう。

▶ ジアゼパム坐薬による予防を図ったにもかかわらず長時間(15分以上)のけいれんを認める場合や，ジアゼパム坐薬の予防投与を行っても繰り返し発作がみられる場合は，抗てんかん薬の継続的内服を考慮します。

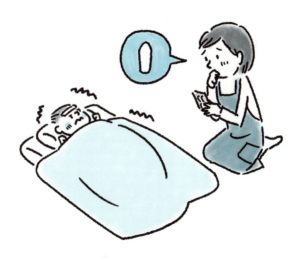

参 考

- 熱性けいれん診療ガイドライン策定委員会, 編:熱性けいれん診療ガイドライン 2015. 診断と治療社, 2015.

● 文 献

1) Hirabayashi Y, et al：Brain Dev. 2009；31：414-418.

3章

診断・検査

● 脳波検査のてんかん診療での役割

Q21 脳波検査って何ですか？どういう意味があるのでしょうか？

秋山倫之

こんな回答はダメ

『脳波をとれば，てんかんかどうかわかりますよ。』

『子どもさんの場合は，怖がったり動いたりするので，お薬であらかじめ眠らせてから検査しましょうね。』

こう説明しよう

脳はたくさんの神経細胞の電気活動によって働いています。この電気活動を記録するのが脳波検査です。てんかんは，脳の電気活動の異常によって起こる病気なので，脳波に異常な活動，つまり，てんかん波という尖った波がみられることが多いです。

てんかんの診断は，今まで起こった症状に関する情報と脳波の結果を照らし合わせて行います。

脳波の検査は，目が覚めているときと眠っているときの両方で行うのが理想です。どちらかの記録だけですと，正確な判定はできません。検査中に眠れない方，どうしても検査に協力できない方の場合には，眠くなるお薬を使って検査をすることがあります。

解説

▶脳は非常に多数の神経細胞からなっています。神経細胞の電気活動を記録するのが脳波検査です。頭皮上に電極を装着し，覚醒時と睡

眠時の脳波記録を行います（図1）。また，脳波異常の検出感度を上げるため，過呼吸や光刺激による賦活検査を行います。

▶脳波検査で得られる記録の大多数は，患者が発作を起こしていないときのものです（発作間欠時脳波）。てんかん波は発作間欠時にみられる異常波形です。

▶脳波検査中に稀にてんかん発作が起こる場合があります（発作時脳波）。発作時脳波には種々のパターンがあり判読には熟練を要しますが，てんかんの診療において非常に有益な情報（てんかん発作型，発作活動の始まる部位等）が得られます。

▶脳波検査により，全般的な脳機能，てんかん波の有無がわかります。てんかん波があればその分布がわかります。

▶脳波検査でてんかん波があったからといって，てんかんと即断してはなりません。てんかん波は，てんかん患者以外（健常人，熱性けいれん等）でも記録される場合があるからです。てんかんの診断は病歴が最優先であり，脳波検査はあくまで補助検査にすぎません

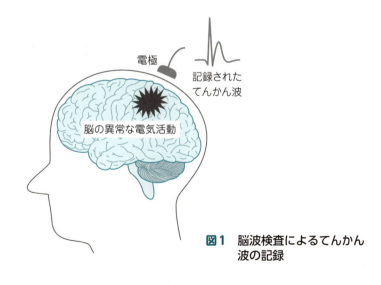

図1　脳波検査によるてんかん波の記録

（79頁 **Q22** 参照）。この原則をおろそかにすると，誤診（過剰診断，見逃し）の原因になります。

▶ とは言うものの，脳波検査は，てんかんの診断に関して最も有用な補助検査であると考えられています。脳波検査の有用性と限界を理解しておくことが，てんかんの診療では大切です。

▶ 局在性のてんかん波（てんかん発射，てんかん性放電）は，一般的に睡眠時に増加します。したがって，覚醒時記録のみを行った場合，局在性てんかん波の検出率は下がってしまいます。覚醒時記録のみでてんかん波が見えない場合でも，てんかん（特に焦点発作を示すてんかん）の可能性が強く疑われる場合，睡眠時記録を含めた再評価をお勧めします。

▶ 覚醒時記録は，後頭部α律動をはじめとする背景活動の評価に役立ちます。背景活動は脳の全般的機能を反映し，小児では発達レベルを反映します。中枢神経系の基礎疾患を有するてんかん（従来の症候性てんかん）では，背景活動の異常がみられる場合があります。過呼吸や光刺激による賦活検査は覚醒時に行いますので，睡眠時記録のみの場合には，これらの情報が十分に得られなくなってしまいます。

▶ 小児患者等で，検査への協力が得られないために，脳波の電極装着前に睡眠薬の使用が必要になる事例は少数です。睡眠薬は脳に作用する薬ですから，脳波に影響を与える可能性がありますし，薬の副作用もゼロではありません。過去の検査で睡眠薬なしでは検査が困難・不可能であった等の明確な理由がある場合を除き，睡眠薬の使用は最小限にとどめるべきです。

● 脳波検査とてんかんの関係

Q22 脳波に異常があるのがてんかんですか？

秋山倫之

こんな回答はダメ

『脳波でてんかん波がありますから，てんかんでしょうね。』
『脳波にてんかん波がないから，てんかんではないと思います。』

こう説明しよう

てんかんでは脳の神経細胞に異常な電気活動が起こり，これは脳波で記録可能です。異常な電気活動の代表が，てんかん波という尖った波形です。てんかん波は，てんかん患者全員にみられるとは限らず，てんかんではない方の少数にもみられます。このように，脳波のてんかん波の有無だけでは，てんかんかどうかはわかりません。

実は，てんかんの診断に一番重要なのは，脳波よりも患者本人や目撃者から得られる発作症状についての情報です。てんかん発作が強く疑われる症状があり，これに矛盾しないてんかん波があれば，診断はかなり確実になります。症状についての情報から，てんかん発作としてほぼ間違いないと判断される場合には，仮にてんかん波がみられなくても，てんかんと診断することもあります。脳波検査はあくまで補助的な検査に過ぎず，脳波だけでてんかんかどうか決まるわけではないのです。

解説

- 「てんかん」という疾患と，「てんかん波（てんかん発射，てんかん性放電）」という脳波異常は 1 : 1 の対応がなく，別物だということをまず念頭に置いて下さい（図1）。

- てんかん患者の初回脳波検査でてんかん波が検出できる確率は，30〜50％程度です[1]。覚醒時，睡眠時の両方の記録を繰り返し行うことで，検出率は 80〜90％程度まで上がります[1]。てんかん患者の多くにてんかん波はみられるわけですが，全員ではないのです。

- 一方，健常人においても，0.5〜数％の人でてんかん波は偶発的に検出されます[1]。この場合，病的意義ははっきりしません。

- 小児においては，熱性けいれん患者の一部にもてんかん波が検出されます。もちろん，熱性けいれんとてんかんは別の疾患であり，両者の区別は病歴により行います。

- つまり，てんかん波の有無だけで，てんかんかどうか白黒つけることはできません。てんかん波があってもてんかんではない場合，てんかん波がなくてもてんかんである場合があるのです。てんかんの診断を脳波のてんかん波のみに頼っていると思わぬ誤診をまね

```
てんかん（疾患）
  てんかん波が検出されないてんかん
    てんかん波が検出されるてんかん
    健常人の少数，熱性けいれんの一部など
      てんかん波（脳波異常）

てんかん（疾患）≠ てんかん波（脳波異常）
```

図1 てんかんとてんかん波の関係性

く場合があり，見逃しであっても過剰診断であっても，患者のためにはなりません。

▶ てんかんの診断に最も重要なのは，病歴です。病歴からてんかん発作が強く疑われ，それに矛盾しない脳波異常（てんかん波とその分布）がみられた場合，脳波はてんかんの診断を「支持」します。一方，病歴がてんかんとして矛盾しない場合，仮にてんかん波がみられなくても，てんかんと診断する場合もあります。つまり，てんかんの診断には詳細かつ適切な病歴聴取が必要で，脳波検査はあくまでも補助的検査という位置づけになります。

▶ 仮に脳波検査でてんかん波がみられたとしても，病歴に合致しない場合，てんかんと早急に診断してはなりません。疑問点がある場合には，病歴の再聴取，脳波の再評価，必要に応じて発作時脳波検査や専門医への紹介が必要になります。てんかんの治療は年余にわたり，診断は患者の人生に多大な影響を与えますので，治療を始める前の最初の段階で可能な限り正確に診断する必要があります。

● 文献

1) Pedley TA, et al：Seizures and epilepsy. Current practice of clinical electroencephalography. 3rd ed. Ebersole JS, et al, ed. Lippincott Williams & Wilkins, p506-587.

● 脳波以外の検査

Q23 MRIは撮らなくてもいいですか？

高山留美子

こんな回答はダメ
●『子どもは動くのでMRI検査はできません！』

こう説明しよう
てんかんの原因となるような脳の構造的な異常がないか調べるために，MRI検査をお勧めします。特にてんかん発作が続いている症例，てんかん発作症状に左右差がある症例，運動麻痺や知的障害等を合併している症例はMRI検査を行うことをお勧めします。もしMRIで異常が見つかれば，手術治療が必要になるかもしれません。安静を保てない小児患者では，MRI検査時に眠らせる薬を使用し，検査する必要があります。

解説

▶ MRIでは，CTと比べ脳の微細構造を判明できます。てんかんの器質的病変検出のためのMRIの撮影方法として，T1強調画像，T2強調画像，プロトン強調画像，fluid attenuated inversion recovery（FLAIR）画像が推奨されています[1]。1つの検査（撮影方法）にかかる時間は数分ですが，検査中に動いてしまうと正確な評価ができないため，小児では鎮静薬が必要になり，入院が必要になることがあります。

▶ T1強調画像は形態情報，T2強調画像は信号異常の検出に適しています。FLAIRは，脳室を無信号にして脳実質をT2強調画像とした

撮影方法で，海馬硬化や皮質形成異常の検出に適しています[1]。
- ▶ てんかんは，皮質形成異常，海馬硬化，腫瘍等の様々な器質的疾患が原因で発症することが多いです。したがって，MRI検査を行い，器質的病変を鑑別する必要があります。特に，てんかん発作が続いている症例，てんかん発作症状に左右差がある症例，運動麻痺や知的障害を合併している症例では，積極的にMRI検査を行うことを勧めます。てんかんの原因として器質的病変が判明し，てんかん発作が難治で経過するときは，てんかん外科治療の適応も検討する必要があります。
- ▶ 2歳以下の小児の場合，髄鞘がまだ完全に形成されていないため，解剖学的構造の検出には生後6カ月まではT2強調画像がT1強調画像より適し，髄鞘の検索にはT1強調画像がT2強調画像より適しています。生後6カ月以降はこの関係が逆になります[2]。
- ▶ 小児では乳児期髄鞘化が完了していないため，皮質形成異常では，当初MRIで検出できなかった病変が，成長とともに検出されることがあります。また小児だけでなく，てんかん発作が続くときには

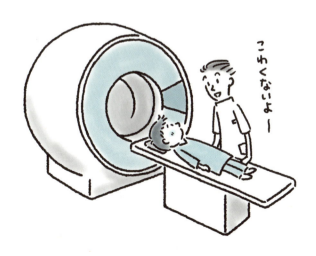

繰り返しMRI検査を行い，病変の有無を確認する必要があります。
▶一方，臨床症状，脳波所見から特発性全般てんかん，特発性局在関連てんかんと診断されたときには，器質的疾患が原因である可能性は低いので，MRI検査は必ずしも必要ありません[1]。

● 文献

1) 「てんかん治療ガイドライン」作成委員会，編：てんかん診療のための検査. てんかん治療ガイドライン 2010. 医学書院, p20-21.
2) Barkovich AJ, et al：Radiology. 1988；166：173-180.

● 薬物血中濃度の意義と測定方法の実際

Q24 薬の血中濃度はなぜ測るのですか?

福山哲広

こんな回答はダメ

『薬が効いているかどうかを血中濃度で判断します。抗てんかん薬は有効血中濃度の範囲に入るように薬の量を調整することが重要です。』

こう説明しよう

一部の抗てんかん薬では，多くの人に効果を示す血中濃度の範囲と副作用が出やすくなる血中濃度の範囲がわかっています。それを目安に投与量を調整することが血中濃度測定の主な目的です。ただし，個人個人で薬の効果が出る血中濃度は異なりますので，必ずしも基準となる血中濃度の範囲に入る必要はありません。

なお血中濃度は，抗てんかん薬を開始し，発作をコントロールできたとき，なかなか発作がコントロールできないとき，薬物中毒が疑われるとき，発作が急に増えたとき，止まっていた発作が再燃したとき，薬の剤型や投与量を変えたとき，新たに相互作用のある薬を追加したとき，妊娠したとき，などに測定します。

解説

▶ てんかんの薬物療法の基本は，てんかん症候群や発作型に最も適切な薬を，発作が起こりやすい時間に最も高濃度にすることです。また，薬物の血中濃度は治療効果および副作用と関連がある（用量反

応関係)ので，血中濃度モニターと薬物動態の把握が有用です。
▶ただし，抗てんかん薬の効果や副作用の発現には個人差が大きく，日常臨床でルーチンに血中濃度を測定しても，治療効果の判定や副作用の予防・早期発見には結びつきません。
▶国際抗てんかん連盟(ILAE)は，2008年に抗てんかん薬の血中濃度モニタリング(therapeutic drug monitoring：TDM)に関する勧告を行いました[1]。それによると，抗てんかん薬のTDMが治療転帰に好ましい影響を与えることを証明した無作為化試験はなく，てんかん治療では患者ごとに至適用量を決めることが重要ですが，TDMに基づいてこれを決定することはできないとされています。また，集団で良い効果が想定される血中濃度の範囲は，「有効域」(effective range)ではなく「基準域」(reference range)と呼び，これは個人には適用できないとされています。個々人にとって経験的に最も良い効果が想定できる血中濃度は「治療域」(therapeutic range)と呼び，その個人差が大きいことも指摘されています。
▶TDMが有用な場合として，①望ましい効果が出たとき，後の治療反応変化に備えてその患者の治療域を確認する場合，②薬物中毒の診断補助，③発作がコントロールできないとき，または発作が再燃したときのコンプライアンスの評価を行う場合，④薬物動態が変わりやすい状況において投与量を調整する場合(小児，高齢者，関連する身体疾患および製剤変更)，⑤重要な薬物動態変化が予想される場合(妊娠時，相互作用を有する薬物の追加/中止時)，⑥用量依存的な薬物動態変化を示す抗てんかん薬(特にフェニトイン)の用量調整を行う場合，の6つの状況が挙げられます(**表1**)。
▶血中濃度測定の有用度は薬剤により異なります。日本TDM学会の「抗てんかん薬のTDMガイドライン」[2]ではフェニトイン，フェノバルビタールナトリウム，カルバマゼピン，バルプロ酸ナトリウムを，

表1　血中濃度測定が有用な場面

血中濃度を測定する場面	目的
患者個人の治療域の確認	望ましい効果が出たときに，患者個人の治療域血中濃度を推測し，その後の治療反応変化に備える。同様の目的で発作が安定しているときにも年に1〜2回の測定を行う。
薬物中毒の診断補助	薬物中毒が疑われる場合に，血中濃度が中毒域に達していないかどうかを確認する（例：フェニトイン内服時の失調症状，意識障害など）。
コンプライアンスの評価	急に発作が増えたときなどに，抗てんかん薬を規則正しく飲んでいるかの確認を行う。
薬物動態の変わりやすさが増した状況での用量調整	小児，高齢者，一部の身体疾患合併患者では薬物動態が変わりやすいので，血中濃度測定が用量調整に役立つ。また剤形を変更したときも血中濃度が変化する可能性がある。
重要な薬物動態変化が予想されるとき	複数の薬を使用している場合，薬同士が影響し合い相互作用を起こすことがある。このため相互作用が明らかな薬を追加したり中止するときは血中濃度測定が有用である（ラモトリギンに対するバルプロ酸ナトリウムなど）。妊娠中も薬物動態変化が大きい薬剤がある（ラモトリギンなど）ので血中濃度測定を行う。
用量依存的な薬物動態変化を示す抗てんかん薬用量調整時	フェニトインは一定の投与量に達すると急激な血中濃度上昇を認める。血中濃度測定により，至適投与量を設定することが望ましい。

　TDMを行うべき強い科学的根拠がある推奨グレードAに分類しています。一方，ベンゾジアゼピン系薬剤やレベチラセタムなどは血中濃度と発作効果，副作用との相関が乏しく，推奨グレードCです。ラモトリギンも推奨グレードCに分類されていますが，ILAE勧告ではTDMを行うことにより有効に利用できる薬剤とされています。

●文献

1) Patsalos PN, et al：Epilepsia. 2008；49：1239-1276.
2) 日本TDM学会TDMガイドライン策定委員会：TDM研究. 2013；30：53-108.

4章

薬物療法

■ 抗てんかん薬選択の実際

Q25 薬はどうやって選んでいるのですか？

九鬼一郎

こんな回答はダメ
『てんかん発作があったのであれば，とりあえずどれでもいいので抗てんかん薬を始めておいたほうが無難ですね。』

こう説明しよう
てんかんの治療では，てんかん発作の様子と脳波検査などを組み合わせ，どのようなてんかんであるかを診断（推測）して，薬を選択します。また，持病やライフスタイルに応じて推奨される薬があり，それらを加味した上で，総合的に選択しています。

解説

▶ てんかん治療では，てんかん発作の様子と脳波検査などを組み合わせ，どのようなてんかんであるかを診断（推測）して，薬を選択します。てんかん発作の症状を，目の前にいた観察者が，発作の最初から十分に観察できていて，患者背景や脳波検査をはじめとした各種検査が矛盾しない結果であれば，比較的容易にてんかんの診断をつけることができます。そのような場合は，薬の選択に悩まないかもしれません。

▶ しかし，発作を最初から観察できていることは少なく，小児では保護者に聞いても気が動転していて十分な情報が得られないことが少なくありません。「どんな様子でしたか？」と聞いても，「あのー，なんか，けいれんみたいな動きをしていました」というようなこと

しか聴取できないかもしれません。また脳波検査は，1回の短時間の記録（たとえば30分）では十分な情報が得られないことも多いです。

▶以下，発作症状と脳波検査からてんかん診断が容易にできる場合と，てんかん診断を推測で行わざるをえない場合にわけて説明します。

① てんかん診断が容易にできる場合

1) 学童期の女児

▶10秒程度ボーッとする発作が頻発し，脳波においてその症状に一致して3Hzの棘徐波複合が認められたことから，欠神発作と診断しました。バルプロ酸ナトリウムを選択したところ，発作は速やかに消失しました。無効時はラモトリギンやエトスクシミドの追加を考慮しました。

2) 中学生の男子

▶朝方，ビクッとする発作が続いたため，他院でカルバマゼピンが開始されました。別の日に全身強直間代発作が生じたため，救急搬送となりました。脳波検査で，全般性の棘徐波が頻発し，若年ミオク

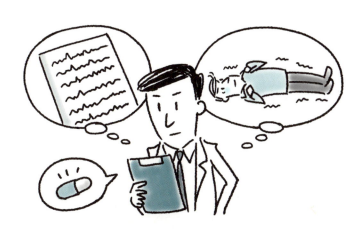

ロニーてんかんと診断しました．てんかん発作を悪化させる恐れのあるカルバマゼピンを中止し，バルプロ酸ナトリウムを選択しました．

② てんかん診断を推測で行わざるをえない場合

1) 幼児期の男児

▶ 寝ているところを見に行くと，目を開けて右側偏視しており，その状態が30分程度続きました．布団に嘔吐痕がありました．ここ数カ月で同様のエピソードを3回程度認めており，そのうち1回は「ひきつけ」があったようで，救急を受診した際は胃腸炎と言われていました．脳波検査ではてんかん性突発波は認められず，確定診断は困難でしたが，総合的に焦点性てんかん（特にPanayiotopoulos症候群）を疑い，短期間で発作を繰り返していることも考慮し，治療（カルバマゼピン）を開始しました．

2) 成人期の男性

▶ 出勤途中で道端に倒れているところを発見されました．以前にも同様に搬送されたことがあり，心電図・頭部MRI・脳波には異常がなく，てんかんの疑いと言われました．今回は脳波で両側広汎性に棘徐波が数箇所にのみ認められました．確定診断は困難でしたが，総合的に全般性てんかん（覚醒時大発作てんかん，焦点性てんかんの可能性もあり）の疑いがあり，バルプロ酸ナトリウムを開始しました．

◎

▶ 実際の臨床現場では，聴取できた範囲と限られた脳波所見などにより，より焦点発作が疑われるのか，全般発作が疑われるのか，そもそもてんかん発作なのかなど，具体的なてんかん症候群の診断がつかなくとも情報を総合的に判断して，治療を始めることも少なくありません．そのため，その後の経過や新たな所見により軌道修正する必要が出てきます．

▶問診の仕方にも工夫が必要です。たとえば，下記のように焦点性発作を示唆する重要な情報が得られ，時には発作焦点部位に迫る場合があり，薬の選択に役立つことがあります。

医師「様子がおかしいことに気づいたのはなぜですか？」
　⇒ (観察者)「嘔吐したので，見に行くと……」

医師「発作が始まる，と気づく症状は何ですか？」
　⇒ (観察者)「怖がって寄ってくる」「必ず右手が突っ張る」

医師「発作になるのがわかることがありますか？」
　⇒ (患者本人)「胃のあたりに不快感が出る」「発作のあとにしばらく視界がかすむ」

▶各てんかん分類に対する第一選択薬，第二選択薬などは，多くの成書，日本神経学会[1]や日本てんかん学会[2]が出しているガイドライン，海外のガイドラインなどがあり，参考になります。基本的には，焦点性てんかんの場合はカルバマゼピンが，全般てんかんの場合はバルプロ酸ナトリウムが選択される場合が多いです。最近では，従来の抗てんかん薬より副作用の少ないとされる新規抗てんかん薬（レベチラセタムやラモトリギンなど）が選択されることも多くなってきています。

● 文献

1) 日本神経学会．〔https://www.neurology-jp.org/〕
2) 日本てんかん学会．〔http://square.umin.ac.jp/jes/〕

● 薬剤変更のタイミングと方法

Q26 そろそろ薬を変えたほうがよいでしょうか?

九鬼一郎

こんな回答はダメ

『抗てんかん薬の数は限られているので,「コロコロ」変えないほうがよいですね。』

『発作が抑えられているのだから,眠気ぐらい我慢しなきゃ。』

こう説明しよう

抗てんかん薬の有効性を評価する期間は,てんかんの原因や種類,発作頻度,治療の目標などによって異なります。発作が減らない・ゼロにならない,副作用で困る場合は積極的に考えたほうがよいでしょう。また,妊娠・出産などライフスタイルに合わせて変えることもあり,検査結果によっては時に大きく舵を切る必要が出ます。

抗てんかん薬が多剤になっている場合は,「減量」や「中止」することも,時には前向きに薬を変えることと同義になります。

解説

▶ どれぐらいの観察期間があれば,その薬は有効であると言えるでしょうか? また無効と判断し,薬の変更が必要と判断できるでしょうか? 実は簡単なようで,判断に悩む場合が少なくありません。有効性を評価する期間は,てんかんの原因や種類,発作頻度,治療の目標などによって異なります。発作が減らない,副作用に困っている,など患者から変更を希望される場合と,妊娠・出産

を迎える場合・てんかん性脳症の診断になった場合・重要な検査結果が出るなどの場合は，薬の変更について医師から提案することがあります。

① **てんかん発作がゼロにならない場合**

▶ てんかんは原則として，発作ゼロをめざします。投薬によっても発作が残存している場合は投薬を変更するか，少なくとも変更を「考慮する」必要があります。抗てんかん薬Aで，全身強直間代発作が週数回であったものが，月数回に減ったとします。抗てんかん薬Aは「効果あり」と判断できますが，果たしてこれでよいのでしょうか？ 抗てんかん薬Bでは発作消失が得られるかもしれませんが，副作用で悩むことになるかもしれません。その後，副作用がなく内服でき，発作消失が得られる抗てんかん薬Cと運命的な出会いを果たすかもしれません。

▶ 前提として，投薬の変更は副作用がなければ十分量を投与した上で判断することになります。てんかんの種類が確定すれば，運命的な抗てんかん薬Cが早く見つかる場合があります。

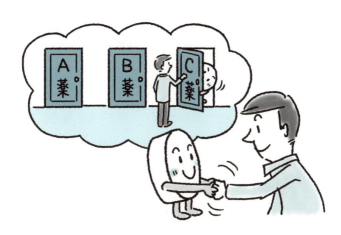

②副作用で困っている場合

▶発作はコントロールできているものの，日常生活に支障が出るほどの副作用が出ている場合も，薬を変更したほうがよい場合があります。たとえば，小児欠神てんかんの患者で，バルプロ酸ナトリウムを使用し，発作が完全に消失し，脳波も改善したとします。しかし，学校では授業中に寝てばかりで，成績がどんどん下がっていき，本人も自信をなくしています。この場合，発作コントロールは良好でも，てんかん治療は失敗に終わっています。このような場合も，減量や中止を考慮した上で，他の薬の追加や他の薬への変更を考えないといけません。

③妊娠・出産を迎える場合

▶妊娠・出産を迎える場合（もしくはその前段階から），抗てんかん薬の胎児に与える影響についても意識する必要があります。できるだけ胎児に影響が出ないように，抗てんかん薬の種類，投与量を工夫する必要があります。特に，バルプロ酸ナトリウムを内服している母体から生まれた児に，中枢神経系の奇形，発達遅滞，自閉症スペクトラム障害などが生じる可能性が報告されています。最近では，妊娠可能女性ではバルプロ酸ナトリウムを可能な限り避けるように提案がなされてきています。どうしても必要な患者でも，極力投与量を減らす，代替薬への変更のリスク・ベネフィットを話し合うことなどが必要となってきています。

④てんかん性脳症の場合

▶てんかん性脳症は脳波異常が，神経活動の機能低下に直結しているてんかんです。West症候群や徐波睡眠時に持続性棘徐波を認めるてんかんなどが該当します。できるだけ早く脳波異常を改善させる必要があります。患者の状況にもよりますが，1つの薬剤を1週間から1カ月ぐらいの間で評価し，脳波を良くするために短期間で

投薬変更をする場合も少なくありません。時には，薬を「コロコロ」変える必要があります。

⑤ 重要な検査結果が出た場合

▶ また各種検査で重要な結果が得られた場合，治療方針の変更が望ましいことがあります。たとえば，幼少期にはMRIで異常が認められなかったものの，学童期になり皮質形成異常を疑わせる所見が明らかになったような場合がこれにあたります。この場合は，抗てんかん薬の変更も選択肢のひとつかもしれませんが，外科治療を検討する必要が出てきます。また網羅的な遺伝子検査でてんかんの原因が明らかになり，試みるべき抗てんかん薬，避けるべき抗てんかん薬が判明した場合も，治療方針を決める大きな分岐点になることがあります。

◎

▶「薬を変える」ということは，「薬を追加する」「薬を入れ替える」ことを意味することが多いと思います。「少し効果があったので他の薬を追加しましょう」「このてんかんにはこの薬は外せない」などということを続けていると，いつの間にか4剤，5剤となっていることがあります。

▶ しかし一方で，多剤の治療になっている場合，「どれかの薬を減らす」「どれかの薬を中止する」ことで，発作が抑制できることもあります。抗てんかん薬を4剤内服していた患者が，経過から効果の少なそうな2剤を減量・中止し，効果の見込める2剤にしたところ，毎日あった発作がなくなったなどという話もあります。薬自体がてんかんを悪化させていたり，薬同士の相互作用で十分な効果が出ていなかったことなどが理由として考えられます。「減量」や「中止」も，時に前向きなてんかん治療となるのです。

薬物相互作用の指導

Q27 一緒に飲んではいけない薬はありますか?

高山留美子

こんな回答はダメ

●『特に気にしなくていいですよ。』

こう説明しよう

●けいれん閾値を下げ，発作が起こりやすくなる薬があります。複数の薬を飲むときには，相互作用により抗てんかん薬の血中濃度に影響が生じることがあります。他の薬を飲む必要があるときは，副作用や相互作用に気を付けて使う必要があるので，言って下さいね。

解説

▶抗てんかん薬の代謝酵素はチトクロームP450（CYP）とUDP-グルクロン酸転移酵素（UGT）であり，医薬品の約65％はCYPにより代謝されると考えられています。

▶カルバマゼピン（CBZ），フェノバルビタールナトリウム（PB），フェニトイン（PHT）はCYP誘導作用があります[1]。そのため，これらの薬との併用時には，併用薬剤の代謝が亢進し血中濃度が下がる（薬効が下がる）ことがあります。これらの抗てんかん薬の増減時には，併用する抗てんかん薬の血中濃度に留意する必要があります。

①アゾール系抗真菌薬

▶CBZ，PBによるCYP誘導作用によってボリコナゾールの血中濃度は低下するため，併用禁忌です。イトラコナゾールもCBZ,

PHTにより血中濃度が低下する可能性があり，併用には注意が必要です。アゾール系抗真菌薬はCYP阻害作用があり，CYPで代謝されるCBZ，PHT併用時には，これらの血中濃度上昇に留意する必要があります[1]。

②**クマリン系抗凝固剤**
▶ ワルファリンはCYPにより代謝されるため，CYP誘導作用を持つCBZ，PB，PHT内服時にはワルファリン濃度が低下することがあります[1]。一方，バルプロ酸ナトリウム（VPA）は血液凝固因子（フィブリノゲン）の肝生合成を減弱し，血小板凝固抑制作用，血漿からの蛋白遊離を阻害する作用で，ワルファリンの作用を増強することがあります。ワルファリンと抗てんかん薬の併用中は，各々の血中濃度とprothrombin time-international normalized ratio（PT-INR）を適宜モニタリングすることが勧められます。

③**抗菌薬**
▶ マクロライド系抗菌薬もCYP阻害作用があり，CBZの血中濃度が上昇します[2]。カルバペネム系薬剤は，VPA濃度を低下させるため併用禁忌です[3]。

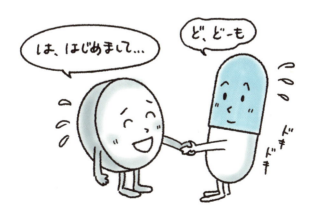

④抗ヒスタミン薬

▶抗ヒスタミンH_1受容体拮抗薬のことで，アレルギー性鼻炎等のアレルギー疾患への適応があります。ヒスタミンはけいれん抑制作用があるため，抗ヒスタミン薬によりけいれんが誘発されることがあります。特に第一世代の抗ヒスタミン薬は脂溶性が高いため，血液脳関門を容易に通過し，中枢神経症状，特に眠気やけいれんを誘発する可能性が高くなるため，使用を控える必要があります。ケトチフェンフマル酸塩は中枢作用が強いため，てんかん患者には使用禁忌となっています。中枢神経症状の副作用を軽減した第二世代の抗ヒスタミン薬（フェキソフェナジン塩酸塩，エピナスチン塩酸塩など）の使用が推奨されています[4]。

⑤テオフィリン製剤

▶気管支喘息の治療薬であるテオフィリン製剤ではアデノシン受容体への拮抗作用に加え，用量依存性にGABA受容体の活動電流を低下させることにより，テオフィリンけいれんが生じる可能性が推測されています[5]。てんかんや熱性けいれんの既往のある患者には，テオフィリン製剤の使用はできるだけ避けましょう。

⑥抗精神病薬，抗うつ薬

▶抗精神病薬のゾテピンは，けいれん出現頻度が高いため避ける必要があります。セロトニン・ドパミン遮断薬などの抗精神病薬の使用が勧められます。抗うつ薬では，マプロチリン塩酸塩，アモキサピン，クロミプラミン塩酸塩はけいれん誘発頻度が高いので避ける必要があります。一方，SSRI（選択的セロトニン再取り込み阻害薬）ではてんかん発作誘発の報告は少ないです[6]。

⑦HCV治療薬

▶CBZ，PHT，PBはP糖蛋白を誘導する作用をもち，C型肝炎の治療薬であるソホスブビル，レジパスビルアセトン付加物・ソホスブ

ビル配合錠の血中濃度を低下させるため併用禁忌となっています[7]。

● 文献

1) 杉山正康：CYP450誘導に起因する相互作用．新版 薬の相互作用と仕組み．日経BP社, 2016, p285-296.
2) 杉山正康：CYP450阻害に起因する相互作用．新版 薬の相互作用と仕組み．日経BP社, 2016, p221-225.
3) 樋坂章博, 他：薬局. 2010；68：2822-2828.
4) 新島新一：日本医事新報. 2015；4732：105-106.
5) 高野知行, 他：小児内科. 2015；47：1667-1670.
6) 宮島美穂, 他：精神科治療学. 2009；24：793-799.
7) 杉山正康, 編著：消化管吸収に関わるトランスポーター．新版 薬の相互作用と仕組み．日経BP社, 2016, p114-123.

● 薬剤処方時の説明，副作用についての説明

Q28 薬の副作用が心配です

最上友紀子

こんな回答はダメ

『副作用はありますが，てんかんを治療することが大事ですので，頑張りましょう。』

こう説明しよう

主な副作用は，眠気・ふらつき・食欲低下，薬疹，肝臓・腎臓などの臓器障害です。投与初期から用量依存性に認められる眠気・ふらつき・食欲低下については，用量を漸増することで副作用出現の軽減を図ります。

カルバマゼピン，フェニトイン，ラモトリギンなどは薬疹を起こしやすく，薬疹がみられた際には中止します。肝臓・腎臓などの臓器障害は，長期間使用により出現するため，定期的な採血を行う必要があります。その他，抗てんかん薬に特異的な副作用もあるため，副作用を念頭に置きながら治療を行うようにします。

解説

▶副作用には，用量依存性に認める副作用，長期内服による副作用，個体特異性に認める副作用があります。

▶用量依存性に認める副作用には，①中枢神経系症状（眠気，ふらつき，複視，精神症状），②消化器症状（食欲低下，悪心・嘔吐），③その他（QT延長，発汗障害，緑内障）などがあります。中枢神経症状（眠気・ふらつきなど）は，ゆっくり漸増することで副作用を軽

減することができます。

▶長期内服による副作用には，①小脳萎縮による失調，②肝臓・腎臓などの臓器障害，尿路結石，③体重変化などがあります。長期内服による副作用は患者自身の自覚が少ないことも多いため，定期的な観察が必要です。

▶個体特異性に認める副作用には，①薬疹，②血液系（汎血球減少，骨髄抑制），③肝臓・腎臓などの臓器障害，などがあります。薬疹は内服開始数日～2カ月以内に起こることが多く，注意が必要です。少量でも起こる可能性があるので，薬疹を認めた際には服用を中止しましょう。中止後もすぐには改善せず悪化することがあります。

▶抗てんかん薬に共通する副作用としては，薬剤によって発生率は異なりますが，中枢神経系症状（眠気，ふらつき），消化器症状（食欲低下，悪心・嘔吐），肝臓・腎臓などの臓器障害，薬疹があります。

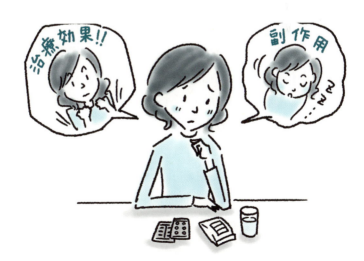

抗てんかん薬	副作用
VPA	顆粒球減少，血小板減少，急性膵炎，肝機能障害，高アンモニア血症，体重増加，脱毛，月経異常
CBZ	薬疹，低ナトリウム血症，心伝導系障害
PHT	薬疹，小脳萎縮，歯肉増生，多毛，末梢神経障害，心伝導系障害
PB	薬疹，認知機能障害，学習障害
ZNS, TPM	発汗減少，尿路結石，体重減少，精神症状，代謝性アシドーシス
ESM	皮膚炎，汎血球減少
CZPなどベンゾジアゼピン系	認知機能障害，分泌物増加，筋緊張低下，呼吸抑制
GBP	体重増加，ミオクローヌス，急性腎不全
LTG	薬疹
LEV	精神症状

VPA：バルプロ酸ナトリウム，CBZ：カルバマゼピン，PHT：フェニトイン，PB：フェノバルビタール，ZNS：ゾニサミド，TPM：トピラマート，ESM：エトスクシミド，CZP：クロナゼパム，GBP：ガバペンチン，LTG：ラモトリギン，LEV：レベチラセタム

▶抗てんかん薬は，女性の生殖機能に影響を及ぼし，催奇形性にも関与します．バルプロ酸ナトリウムは月経異常を起こすことがあり，多嚢胞性卵巣症候群（polycystic ovary syndrome：PCOS）を合併することが指摘されており，若年女性への投与の際には注意が必要です．催奇形性については，胎内への薬剤曝露による影響が，薬剤により異なります．バルプロ酸ナトリウムやカルバマゼピンは二分脊椎，フェニトインは口唇・口蓋裂のリスクが上がることが指摘されており，妊娠可能女性に対して，催奇形性のリスクが少ないと言われている新規抗てんかん薬ラモトリギンやレベチラセタムが選択されることが増えています．また，バルプロ酸ナトリウム（1,000mg以上）内服中の妊婦より出生した児は，他の抗てんか

ん薬を内服している妊婦から出生した児に比べ，6歳時の知能指数（IQ）が有意に低いことが報告されました[1]。

▶妊娠可能女性に対しては，副作用を考慮して抗てんかん薬を選択することや，できるだけ単剤・少量による投与が望ましいです。また，一部の抗てんかん薬は血中葉酸濃度を下げることが知られており，妊娠希望の患者には葉酸の内服を勧めましょう。

参 考
- 「てんかん治療ガイドライン」作成委員会，編:てんかん治療ガイドライン 2010. 医学書院, 2010, p70-71.
- 兼子 直, 他:てんかん研. 2007;25:27-31.

● 文献

1) Meador KJ, et al:Lancet Neurol. 2013;12:244-252.

服薬指導（飲み忘れたときの対応や食事時間との関係など）

薬の飲ませ方で何か注意することはありますか？

福山哲広

こんな回答はダメ

『飲み忘れたことに気づいた場合，その分を飲むことはしないで下さい。副作用が強く出る可能性があります。次回から忘れないように飲ませて下さい。』

『薬は必ず食後に飲まないと吸収が悪くなります。食前や食間に飲まないようにして下さい。』

『服用後，薬を嘔吐した場合に薬の飲み直しをすると，副作用が強く出る可能性があります。飲み直しをしないで下さい。』

こう説明しよう

飲み忘れに気づいたら，気づいた時点ですぐに服用しましょう。たとえば，1日2回の服用薬がある場合，朝の分の飲み忘れに夕方気づいたら，朝の分の薬を服用し，それからしばらく時間をあけて夕方の分の薬を服用して下さい。1日1回服用の場合には，前日に飲み忘れた薬を服用することも大切です。

薬の吸収時間を安定させ，胃が荒れることを防ぐために，一般的には食後の服用が勧められています。しかし1日の分量を欠かさず服用することのほうがはるかに大切です。食後に服用できない場合には，いつ服用してもかまいません。

薬を服用してから30分以内に嘔吐した場合は，同じ量の薬をもう一度服用してください。服用後30分以上経っていたときは，嘔吐物の中に薬（錠剤）が含まれていればもう一度

4章 ◉ 薬物療法

同じ内容の薬を服用し，見つからない場合は服用する必要はありません。粉薬や水剤も，服用後30分以上経っていれば再度服用する必要はありません。

解説

- ▶抗てんかん薬は一定の血中濃度を保つことが重要です。飲み忘れた場合は気づいた時点で服用することにより，急激な血中濃度の低下を防げます。特に半減期の短い薬（徐放剤を除くバルプロ酸ナトリウムやレベチラセタムなど）では注意が必要です。
- ▶ほとんどの薬剤が小腸で吸収されます。食べ物が胃に入ってから，その半分の量が小腸に流れ込むのにかかる時間は約100分とされています。そのため服薬してから30分以内に嘔吐してしまった場合は，再度の服薬が勧められています。逆に30分以上経過したあとでの嘔吐であれば，既に薬の吸収は始まっていると考えられるので，再度服薬せずに様子を見るべきです。

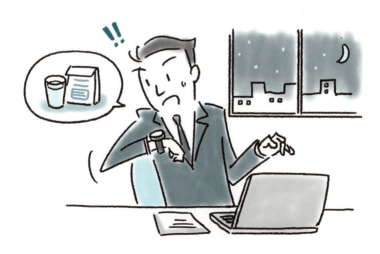

▶ 処方してもきちんと内服できない患者は一定数います。徐放剤などを用いて，服薬回数を少なくするほうが通常はコンプライアンスが良くなります。患者および家族と十分に話し合い，より効果が出やすく，コンプライアンスが良好になる薬の飲み方を検討しましょう。

▶ グレープフルーツジュースは腸管のCYP3A4の酵素阻害に働き，カルバマゼピンの血中濃度を上昇させることが知られています[1]。カルバマゼピンを服用する際にはグレープルーツジュースを飲まないように指導しましょう。この阻害作用は3～4日持続することに注意して下さい。グレープフルーツ以外にも，スウィーティー，ブンタン，イヨカン，夏ミカン，ハッサク，キンカンなどにも注意が必要です。温州ミカン，バレンシアオレンジ，レモン，カボスは影響を与えないとされています。

● 文献

1) 志賀　剛：臨薬理．2013；44：490-494．

● 減薬や断薬のタイミング

Q30 薬はずっと飲まなくてはいけないのでしょうか?

高山留美子

こんな回答はダメ
『てんかんは,一生薬を飲まなければなりません。』

こう説明しよう
小児期に発症し,成長とともに発作が止まるてんかん症候群があります。このてんかんであれば,治療は数年で終了できます。それ以外のてんかんでも,発作が抑制されれば治療を終了することは可能ですが,薬の減量・中止時にはてんかん発作が再発する可能性もあります。てんかんの発症年齢,診断,合併症,社会的要因を考慮し,一緒に考えていきましょう。

解 説

▶ 抗てんかん薬による治療により,約60〜70%は発作が抑制されます。抗てんかん薬は発作を起こさなさいようにするためのものであり,てんかんの原因を治療しているわけではありません。したがって薬物治療により発作が抑制されていても,抗てんかん薬を減量・中止したときには発作が再発する可能性があります。

▶ 薬物治療の終了にあたっては,てんかん診断,発作再発危険因子,年齢,社会的状況,患者本人や家族の意見を考慮して進める必要があります。

▶ 小児では特定の時期に発症し,成長とともに発作が軽快するてんかん症候群があります。乳児良性部分てんかん,乳児良性ミオクロニーてんかん,後頭部に突発波を持つ小児てんかんのPanayiotopoulos型，中心・側頭部に棘波を持つ良性小児てんかんが当てはまります。これらのてんかん症候群であれば，発作が2年間抑制されていれば脳波異常を認めていても，抗てんかん薬の漸減中止は可能で，発作再発の可能性が低いとされています[1]。

▶ 小児欠神てんかんも1～2年間発作が抑制され，脳波所見も正常化すれば抗てんかん薬の漸減，中止を勧めることができます[2]。

▶ 一方，若年ミオクロニーてんかんは，抗てんかん薬の内服により発作が抑制される頻度は高いですが，断薬による再発が多く，断薬は困難なことが多いです[3]。

▶ 一般に小児では，発作抑制期間が3年以上，脳波の正常化，神経学的所見が正常，患者および両親が希望するときに治療終了を考慮します。減薬は3～4カ月ごとに25％ずつゆっくり減量していきます[4]。

▶ 小児では，神経学的異常，精神遅滞の合併は再発が多いです。また思春期発症，2剤以上の抗てんかん薬を内服，脳波でてんかん放電がある場合も再発率が高くなります。画像検査（MRI／CT）で器質的病変があるときは，断薬は控えたほうがよいでしょう[1]。

▶ 小児期発症に比べ，成人発症のほうが再発率は高いです（**表1**）。したがって成人では抗てんかん薬の減量・中止による発作の再発が及ぼす社会的影響（雇用，運転免許等）を考慮することが重要です。ただし妊娠可能な女性においては，抗てんかん薬による奇形等の副作用の影響を避けるため，必要最低限の抗てんかん薬にする必要があります。

▶ 再発の半数は減薬中に起きており，断薬1年以内60～90％，2年目には10％，3年目以降は稀とされています[1]。断薬中～断薬1年以内は再発に注意しましょう。

表1 再発の危険因子に関するメタアナリシス

再発危険因子		相対危険度
小児期発症に比べ	青年期発症	1.79
	成人期発症	1.34
特発性てんかんに比べ	症候性てんかん	1.55
	知的障害	1.66
	運動障害	1.79
	脳波異常	1.45

（文献5を元に作成）

● 文献

1) 日本てんかん学会ガイドライン作成委員会, 編：てんかん研. 2010；28：40-47.
2) Medina MT, et al：Childhood absence epilepsy. Epileptic syndromes in infancy, childhood, and adolescence. 5th ed. Bureau M, et al, ed. John Libbey Eurotext, 2012, p277-295.
3) Thomas P, et al. Juvenile myoclonic epilspsy. Epileptic syndromes in infancy, childhood, and adolescence. 5th ed. Bureau M, et al, ed. John Libbey Eurotext, 2012, p305-328.
4) 日本てんかん学会ガイドライン作成委員会, 編：てんかん研. 2005；23：244-248.
5) Berg AT, et al：Neurology. 1994；44：601-608.

てんかん外科手術の現状，手術を検討するタイミング

Q31 てんかん外科手術ってどんなことをするのですか？ うちの子は対象になりますか？

秋山倫之

こんな回答はダメ

『子どもの脳は小さく，手術で副作用が出ることもあるので，安全重視でやめておきましょう。』

『まだ使っていない薬がたくさんあるので，それらを使ってから考えましょう。』

こう説明しよう

てんかん外科手術は，てんかん発作の原因となる脳の神経細胞の異常な電気活動が起こる場所を取り除いたり，異常な電気活動が周りに広がっていかないようにしたりする手術です。手術は原則的に，副作用を最小限にとどめ，発作を止める効果が最大になるように行います。

一般的には，効果を期待できる抗てんかん薬を2剤使用しても発作がおさまらない場合，てんかん外科手術が効きそうかどうかを見きわめるための精密検査を始めます。ただ，精密検査で手術可能とわかった場合，絶対に手術を受けなければならないわけではありません。手術で得られる効果と副作用について，主治医からよく話を聞いた上で最終的に判断しましょう。

解説

▶てんかん外科手術には，てんかん発作を抑制するための根治手術と，てんかん発作を減らしたり軽くしたりするための緩和手術が

4章 ◉ 薬物療法

あります。根治手術としては，焦点切除術・離断術が挙げられます。緩和手術では，脳梁離断術，迷走神経刺激装置植込術が挙げられます。

▶焦点切除術・離断術は，発作の電気活動が脳の一部の限局した領域から始まる場合に勧められます。発作の始まる部位，つまりてんかん焦点を取り除く（切除），または周囲から切り離す（離断）手術を行います。離断術の場合，切り離した脳組織は取り出さずに残します。特に，海馬硬化による内側側頭葉てんかんにおける焦点切除術の有効性は高く，発作抑制率は70～80％とされています。

▶脳梁離断術は，発作の電気活動が脳の両側半球から同時に始まる場合など，焦点切除術・離断術が行えない患者で検討されます。発作活動が全体に一気に広がらないようにするのが目的で，特に脱力発作（全身の力が抜けて転倒する発作）に効果があるとされています。

▶迷走神経刺激装置植込術は，首の左側を走っている迷走神経に電極を巻き付け，心臓ペースメーカーのような小型の装置を左胸～腋窩に埋め込む手術です。脳の手術を必要としないので侵襲は比較的低く，入院期間が短めですみます。迷走神経刺激療法は，焦点発作をはじめ，様々なてんかん発作型への効果があり，時間が経つと治療効果が徐々に上がるとされています。

▶てんかん外科手術を行うには，まず手術が効きそうな患者を見つけ出すことから始めます。そのため，抗てんかん薬で発作がなかなか抑制されない患者を対象に，様々な精密検査を行います。

▶抗てんかん薬で発作が抑制されないてんかんは，「難治てんかん」と呼ばれます（41頁**Q11**参照）。一般的には，効果があると考えられる抗てんかん薬2剤で発作が抑制されない場合，難治てんかんの可能性が高いと考え，てんかん外科手術の対象になるかどうか検討を始めます。

▶︎ てんかん外科手術の対象になるかどうかを決める検査としては，長時間脳波・ビデオモニターによる発作時脳波記録，頭部MRI（てんかんに特化した撮影条件），PET，SPECT（発作間欠時，発作時），脳磁図，神経心理学的検査，侵襲的検査としての頭蓋内脳波記録などが挙げられます。これらの検査の大部分は，てんかん診療専門施設で行われます。

▶︎ 精密検査で手術可能とわかった場合，3剤目以降の抗てんかん薬よりも手術のほうが，発作抑制率は一般的に高いと考えられています。手術は，発作抑制率を最大限，かつ後遺症が起こる率を最小限にとどめるよう行います。もちろん，合併症等のリスクはありますので，最終的に手術するかどうかは，主治医とよく相談の上，患者自身の判断にゆだねられます。

▶︎ 手術が行えない場合，もしくは患者が希望しない場合，食事療法（ケトン食療法等）も候補に挙がります。食事療法の対象にならな

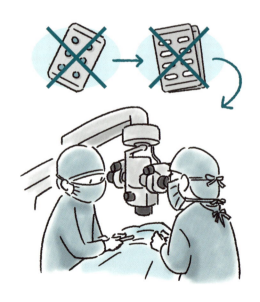

い場合，抗てんかん薬による治療継続を最終的に選択します。なお，手術の可能性について，後日見直す場合はあります。

▶抗てんかん薬を使い尽くしてから，最後の手段として手術を考えるのではありません。薬がなかなか効かない場合には，てんかん外科手術など，より治療効果が高いと思われる他の選択肢を早めに考え，これらが行えないときに最後の手段として薬物療法を継続します。

▶小児の場合，てんかん外科手術後の最終的な発達レベルは，手術直前の発達レベルに影響されます。つまり，手術直前に発達レベルが下がってしまっていれば，手術で発作が止まったとしても，正常範囲までの回復は困難です。幼い小児でも手術は可能ですので，手術の効果が高そうだとわかった場合には，発達レベルが下がってしまう前に手術を行うことが勧められます。成人よりも小児のほうが時間は貴重であり，決断を急ぐ必要があるのです。

5章

生活・制度など

● 日常生活一般について話しておくべきこと

Q32 どういう生活をさせればよいでしょうか？　1人で行動させてもいいですか？

最上友紀子

こんな回答はダメ

『薬をしっかり内服していれば，今まで通りの生活でかまいません。』

こう説明しよう

抗てんかん薬の内服は忘れないようにしましょう。眠気や疲労は発作を誘発することがあるので，規則正しい生活を心がけましょう。その他，光刺激や触覚・音などが誘発因子になる場合は，その誘発因子を避けることも大事です。高所・入浴中は発作時に危険を伴うことがあるので，一緒に行動する，もしくは見守りをするようにして下さい。アルコールはけいれん発作発症の閾値を下げるので，少量もしくは飲まないようにするほうがよいでしょう。

解説

▶発作の誘発因子には，非特異的な因子と患者特異的な因子があります。

▶非特異的な因子は，①睡眠不足，覚醒・睡眠リズムの乱れ，②体温上昇（発熱，入浴など），③過度の緊張，疲労，急激な運動，④抗てんかん薬の急激な変更や中止，⑤飲酒，向精神薬や抗うつ薬の急な中断，です。特異的な因子は，①感覚性［光（特に格子越しの光）やチェック柄，音，身体接触，入浴］，②運動性（眼瞼の開閉，体幹・四肢の運動），③精神活動性［読書や書字，計算，意思決定（過

度の緊張）］，です。

- まずは規則正しく内服することが重要です。抗てんかん薬はきちんと内服するように指導します。
- 抗てんかん薬はそれぞれの半減期により用法が異なります。たとえば，バルプロ酸ナトリウムはシロップ製剤，粒剤・錠剤，徐放剤がありますが，シロップ剤の用法は分3，粒剤・錠剤は分2，徐放剤は分1です。できるだけ実際の生活に合わせた内服の用法を工夫します。
- 内服忘れで不規則な内服にならないように気をつけます。たとえば，朝・夕の2分割で内服をしている場合は，朝薬を忘れたときには気づいたときに内服し，夕方の分を遅らせて内服して1日量を服用するように心がけます。カバンなどに予備の抗てんかん薬を入れておくことで，朝の分を飲み忘れたときに，学校や職場で内服することも1つの方法かもしれません。内服後嘔吐した場合や，内服直後に嘔吐した場合は飲み直します。ただし，内服後30分以上

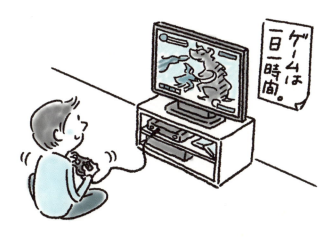

経っていれば，飲み直しは不要と指導しています。
- 睡眠時間をある程度一定にして，規則正しい生活をすることを心がけるように指導しましょう。過労が残らないように，十分な睡眠をとることだけでなく，自覚を持って生活することが大切です。
- 高所，危険な場所，水際を避けるようにします。高所や水際で発作を起こすと，転落や溺水のリスクがあります。そのため，陸上の活動は基本的に制限がありませんが，水中の活動や高所はコントロールがつくまで禁止とします。水に関する活動は要注意です。特に入浴中は体温が上がってウトウトすることもあり，発作のリスクが高いです。1人での入浴は避ける，入るときはシャワー浴にする，1人で入るときは浴室の外から声かけや物音などで確認をする，睡眠不足・過労・飲酒時には入浴を避ける，ことなどを指導します。
- テレビゲームやゲームは必ずしも禁止しなくてもよいです。ただし，やりすぎはいけません。時間を決めて疲れないようにすること，睡眠の1～2時間前には終えること，を指導します。
- 飲酒も発作誘発因子になるので勧められませんが，たしなむ程度であればかまいません。ただし，てんかんを理解している人や家族などがいるときに限るのがよいでしょう。
- 特異的な発作誘発因子で発作が誘発される患者においては，それぞれの発作誘発因子を避けるようにしましょう。

参考
- 前澤眞理子, 他:小児内科. 2002;34:822-826.

● 運動指導

Q33 水泳やスポーツ，部活動はやらせてもよいですか？

最上友紀子

こんな回答はダメ

『薬をしっかり内服していれば，水泳やスポーツ，部活動も制限する必要はありませんよ。』

こう説明しよう

陸上の活動は基本的に制限する必要はありません。高所や水際で発作を起こすと，転落や溺水のリスクがあります。水泳は，発作時に危険を伴うことがあるので，監視下で行って下さい。ただし，発作コントロール不良時や抗てんかん薬調整中で不安定な時期には勧められないこともあります。スポーツ，部活動についても，基本的に監視下であれば可能です。

解説

▶ 運動一般は，健常な身体形成に必要なものです。ただし，突発的に起こるというてんかんの特性上，溺水のリスクがある水泳，高所からの転落のリスクがある運動，格闘する運動には，ある程度の制限が必要です。

▶ 水泳を許可するのは，①発作が良好に抑制されている場合，②発作があっても前兆があるため危険を回避することができる場合，③学校の監視体制が適当である場合，④家族・本人の参加希望がある場合，です。監視体制はしっかり行う必要があります。個別監視が可能であれば，発作が残存していても普段の頻度であれば水泳は可

能です．川や海での活動はプールと異なるため，監視体制を強化する必要があります．スキューバーダイビングは発作時の対応が困難であるため，行わないように指導します．いずれにしても，基本的な体調管理や内服をきちんとすることが前提となります．

▶のぼり棒やスカイダイビングなどの高所でのスポーツは，転落のリスクがあるため避けるように指導します．また，柔道やボクシングも頭部外傷のリスクがあるため，避けるように指導します．

参考
・前澤眞理子，他：小児内科．2002;34:822-826.

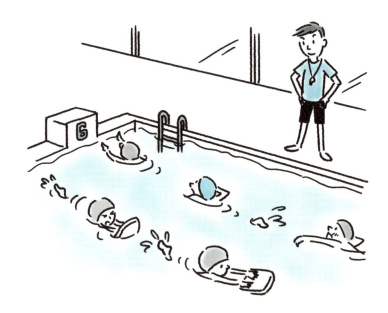

● 学校行事に参加する場合の指導

Q34 修学旅行は参加してもいいですか?

福山哲広

こんな回答はダメ

『修学旅行中は通常と違う緊張感や睡眠リズムから発作を起こしやすくなります。友達の前で発作を起こした場合，トラウマになりかねません。修学旅行はやめておきましょう。代わりに家族旅行に連れて行ってあげて下さい。』

こう説明しよう

修学旅行は，学校を離れた場所で友人と様々な社会体験ができる貴重な機会です。また，修学旅行に参加するために準備をすることは，自分のてんかんのことを知る良い機会になります。前もって十分な準備をした上でできるだけ参加する方向で考えていきましょう。学校の先生方の不安がなくなるように，てんかん発作が起きたときの対応方法や気をつける点について学校側と事前に話し合っておきましょう。

解説

▶修学旅行中は，睡眠不足になりやすい，疲労がたまりやすいなど，てんかん発作を起こしやすくなる要因があります。また，学校側は生徒の安全面に配慮するあまり，修学旅行への参加に後ろ向きになることがあります。しかし，実際に修学旅行中に救急受診が必要なてんかん発作を起こす患者はごく稀であり，旅行中に発作が起きたとしても対応は十分可能です。

▶何よりも「修学旅行に参加できた」という事実は，てんかんを持ち

ながら社会に出ていく上で大きな糧となります。学校側と十分に協議をした上でできる限り修学旅行に参加させることが重要です。

▶学校側に，①てんかん発作が起こる可能性，②どのようなてんかん発作を起こすか，③てんかん発作が起きやすい時間帯と場面，④てんかん発作が起きた場合の対応方法について，⑤抗てんかん薬の内容と服薬方法，⑥時間通りに抗てんかん薬が飲めなかったときの対応，などについて事前に伝えておくことが望ましいです。特に起こりうるてんかん発作と対応については，動画を用いて説明しておくと教師も理解しやすいでしょう。

▶抗てんかん薬の管理については，本人が管理して自分で飲むか，教師が預かって飲ませるかを保護者と話し合って決めておきましょう。知的障害がない患者ではできるだけ本人に管理させます。教員が管理する場合は，飲んだあとの薬の袋やシートは捨てずに子どもに持ち帰らせると，保護者への報告代わりになります。自分で薬の管理ができる子どもでも，なくしたり，こぼしてしまったりなどのトラブルが起きる可能性があります。余分の薬を預かってもらうことも考慮しましょう。

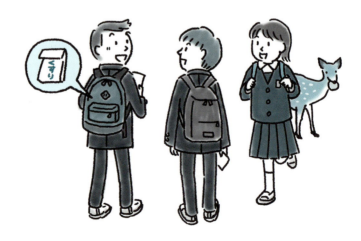

▶救急受診が必要なてんかん発作を起こす可能性がある場合は，現地で受診できる医療機関をあらかじめ確認し，診療情報提供書を持参させましょう。

▶航空機を利用する際は，発作時の対処方法を書いた説明書を航空会社に提出することが望ましいです。航空会社はてんかん発作への対応マニュアルを整備しており，ジアゼパム注などの機内配備も許可されています[1]。一律にてんかん患者が航空機利用から排除されることはまずありません。

● 文献

1) 井上有史，他：てんかん研．2000；18：153-160．

● 学校への説明

Q35 学校や友達にはてんかんがあることを説明したほうがよいでしょうか？

福山哲広

こんな回答はダメ

『学校に伝えた場合，特別扱いをされて過剰に学校生活の制限を受ける可能性があります。また，友達に教えるといじめを受ける可能性があります。伏せていたほうがよいでしょう。』

こう説明しよう

原則として学校には説明しておいたほうがよいです。特に学校で発作を起こす可能性がある場合は，先生方に冷静に対応して頂くためにも，正確に症状を知ってもらう必要があります。説明する際に大事なのは「てんかん」という病名だけではなく，「てんかん発作」について知ってもらうことです。どのような発作が起こる可能性があるか，発作が起きたときの対応について詳しく説明することが大事です。もし発作時の様子を動画に保存できていれば，その動画を見てもらうと先生方も慌てずに対応できると思います。

友達の目の前で発作を起こす可能性があるときは，一緒にいる時間が長い友達には発作のことを知っておいてもらったほうがよいでしょう。その際は友達に良き理解者になってもらえるように話し方を工夫しましょう。

解説

▶てんかんは誤解が多い病気で，一般の人々の間では，てんかんに対する正しい知識はあまり普及していません。日本てんかん協会の

5章 ● 生活・制度など

調査によると，87％の人が，てんかん発作は「突然倒れてけいれんするもの」と考えています[1]。また，てんかんがある人が起こした交通事故のニュースを見て「てんかんは怖い病気」と思っていることも多いです。

▶ しかし，学校の教師は教育の専門職であり，てんかんを持つ子どもたちの良き理解者になりうる存在です。学校側に「てんかん」を理解してもらえていれば，てんかんを持つ子どもたちや家族が安心して学校生活を送れるようになります。逆に，学校で発作が起きたときに，担任の教師が慌てて対応をすると，てんかんという病気が「怖い」「恐ろしい」という誤った体験として，本人および周囲の子どもたちに記憶されてしまう可能性があります。てんかんについて教師に知ってもらうことは，個々の子どもが安心・安全な学校生活を送るために必要であるだけではなく，てんかんに対する偏見や差別をなくすためにも非常に重要です。

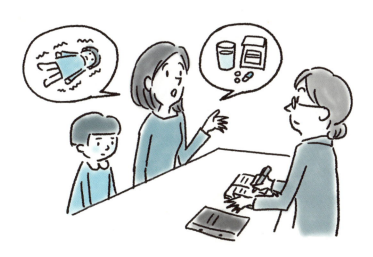

▶ てんかんのある子どもの親は，学校で嫌な体験（他の子どもとの区別など）をしたり，いじめ（発作の症状のまねなど）を受けたりすることを心配しています。それを防ぐために重要なのは，学校側にてんかんという病名をただ伝えるだけでなく，正確な発作症状とその対応について説明することです。その際の重要事項は「発作が危険なものか」「放置して問題ないか」「特別な対応を必要とするか」です。ほとんどが数分以内におさまるため，慌てないで対応してほしいことはしっかり伝えましょう。欠神発作，ミオクロニー発作，単純部分発作であれば，そのまま放置しておいてかまいません。歩き回るなど複雑な自動症を伴う発作や転倒してけがをする可能性がある場合は，けがをしないための工夫（安全な場所へ誘導する，ヘッドギアの装着など）を話し合っておきます。発作時の動画（本人の動画がなければ一般に公開されているものを使用）を用いると教師は理解しやすいでしょう。筆者は「『ただのてんかん発作』だから慌てない」という言葉を用いて，できるだけ安心して対応してもらえるような説明を心がけています。

▶ てんかん重積状態を起こす可能性がある場合は，ジアゼパム（ダイアップ®）坐薬等の緊急抗けいれん薬の使用や救急車を呼ぶタイミングについて決めておきましょう。一般的には「3〜5分以上続く場合」としていることが多いです。

▶ てんかん発作を学校内や友達と遊んでいるときに起こす可能性がある場合は，友達にも説明をすることが望ましいです。その際に重要なのは，「てんかん」という病名を伝えることではなく，発作症状と対応について，その年齢の子どもがわかる言葉と表現で伝えることです。小学生レベルならば「この子はときどき気を失って倒れることがある。そういうことがあったら先生を呼ばなきゃ」ということを理解してもらえれば，てんかんの子どもたちにとって大き

な味方になります。また，学校内や宿泊学習で薬を飲む必要がある場合は，「発作を抑えて，元気に勉強したり遊んだりするために薬を飲んでいるんだよ」と前向きな表現で伝えるとよいでしょう。

● 文献

1） 日本てんかん協会：てんかんについての意識調査：報告書. 2000.

● 職業選択上の注意点

Q36 大人になって，普通に仕事ができるのでしょうか？ なれない職業等はありますか？

<small>小出泰道</small>

こんな回答はダメ
- 『発作があると危ないですから，しないほうがいいんじゃないですか？』
- 『制限のある資格がたくさんあります。』

こう説明しよう

長時間の運転が必須になるような仕事や，万が一の発作がご自身や周囲の危険に即つながるような仕事でなければ，基本的にできない仕事はありませんよ。ほとんどの業界にてんかんをお持ちの方がいます。資格も「てんかん」の病名だけでとれないものは基本的にはありません。問題は病名ではなく，病状です。病状が良ければ何でもできますし，病状が悪いとどうしても制限が増えます。まずは病状を良い状態に保てるようにしていきましょう。

解 説

▶ てんかんは昔からいわれのない偏見や差別の対象になってきました。現在でも「てんかんがあることがわかったら，突然退職を勧められた」「てんかんを申告したら就職に失敗した」といった話を聞くたびに，てんかんに対するスティグマの大きさを思い知らされます。

▶ このような状況がごく一般的にみられる中で，患者や家族が将来の就労への不安を抱くことは無理もありません。ここで患者や家族

<small>5章 ● 生活・制度など</small>

に伝えるべきなのは，実際には多くのてんかん患者が社会で活躍していることです．海外では各界の著名人が自身のてんかんを公表しています（**表1**）（文化の違いもあるのでしょうが，わが国では自らてんかんを公にしている著名人はほとんどいません）．

▶ もちろん，避けたほうがよいだろうと考えられる仕事はあります．旅客輸送をする仕事や大型自動車の運転，また長時間にわたる自動車の運転が必須となる仕事は，万が一の発作が大きな事故につながる可能性があり，避けたほうがよいと考えられます．また自動車の運転が必須である仕事は，万が一（運転とは無関係でも）発作があった際に，一時的に運転できなくなることが即失職につながりかねませんので，避けたほうがよいでしょう．また，大型機械の操作や高所作業などの危険を伴う作業も，万が一の発作が患者の身の危険につながる点で避けたほうが無難でしょう．

表1　てんかんを公表している著名人の例

Marion Clignet （1964〜）	自転車競技選手	オリンピックで2度の銀メダルを獲得し，世界選手権を6回制した名選手．22歳でてんかんを発症．現在はてんかんの疾患啓発にも力を入れる．
Hugo Weaving （1960〜）	映画俳優/声優	映画「マトリックス」「ロード・オブ・ザ・リング」などに出演．13歳でてんかんを発症．
Baddy Bell （1951〜）	野球選手	米国MLBのインディアンズ，レンジャーズ，レッズなどで活躍．オールスターにも選ばれ，日米野球で来日したこともある．22歳でてんかんを発症．患者支援活動を熱心に行う．
Keith Richards （1943〜）	ミュージシャン	英国のロックバンドThe Rolling Stonesのギタリスト．2006年に頭部外傷を負い，以後てんかんを発症．現在も治療を続けている．

職業選択上の注意点

▶ 逆に言えば，それらの職業を除けば，本来は「てんかんがある」という理由による制限は必要ないと考えます。問題は「てんかん」という病名ではなく，病状です。発作内容が，倒れるあるいは意識障害を伴うもので，それらの発作が多ければ多いほど，仕事をする上での問題は大きいと考えられます。ですので，仕事を選ぶ際には患者自身の希望が一番大切ではありますが，発作内容やその頻度，知的障害などの合併症の有無や程度などを総合的に勘案し，家族とも話し合っていく必要があります。

▶ 資格も，病名ではなく病状が問題になる点は同じです。日本国内の様々な法令によって規定される資格には，「障害者欠格条項」というものが定められているものがあります。欠格は「絶対欠格」（その病名があると，それだけでその資格は取得できない）と「相対欠格」（病名だけでは判断されないが，病状によっては取得できないことがある）の2種類にわかれます。かつてはてんかんが絶対欠格となっていた資格がありました。しかし，これがノーマライゼーションの観点から問題視されるようになった結果，法律が見直され，現在はてんかんが絶対欠格となっている資格はなく，多くの資格が相対欠格となっています[1]。相対欠格の場合は，医師の診断書を提出し，病状に問題がないと判断されれば資格を取得できます。

▶ まとめますと，上記のような一部の職種を除けば，てんかんがあることそのものは問題ではありませんから，患者の希望をできるだけかなえるために，一緒に病状を良い状態に持っていけるように努力して頂きたいと思います。

● 文献

1) 障害者欠格条項をなくす会：政府の欠格条項見直しで，63制度はどう変わった．[http://www.dpi-japan.org/friend/restrict/shiryo/system63.html]

● 運転免許取得の相談への対応

Q37 運転免許は取れますか？

小出泰道

こんな回答はダメ

● 『取れませんよ。危ないですから。』
　『私は診断書は書けませんよ。』

こう説明しよう

● 基本的には運転に支障がある発作が2年以上なければ取れますよ。そのためにも治療を頑張っていきましょうね。

解説

▶ 2014年6月，改正道路交通法が施行されました。てんかん患者の運転適性についてはそれ以前の内容と特に変わりはありませんが（**表1**），一定の状態にある持病を申告する義務が明記され，不申告に対する罰則（1年以下の懲役か30万円以下の罰金）が設けられるなどの点が以前とは異なっています。これには2011年4月，栃木県鹿沼市で起きたクレーン事故などの不幸な事故が影響を与えています。ちなみに現在，てんかん患者の大型免許や第2種運転免許の取得は基本的に勧められていません[1]。

▶ ではそもそも，てんかん患者の運転適性はどのようにして決まったのでしょうか？　2002年6月の道路交通法改正まで，てんかん患者は法律上，運転免許の取得は認められていませんでした。それが現在のような形に改められた背景には，海外では様々なてんか

133

表1　道路交通法運用基準

```
2 てんかん
 (1) 以下のいずれかの場合には拒否等は行わない。
  ア　発作が過去5年以内に起こったことがなく，医師が「今後，発作が
      起こるおそれがない」旨の診断を行った場合
  イ　発作が過去2年以内に起こったことがなく，医師が「今後，×年程度
      であれば，発作が起こるおそれがない」旨の診断を行った場合
  ウ　医師が，1年間の経過観察の後「発作が意識障害及び運動障害を
      伴わない単純部分発作に限られ，今後，症状の悪化のおそれがな
      い」旨の診断を行った場合
  エ　医師が，2年間の経過観察の後「発作が睡眠中に限って起こり，今
      後，症状の悪化のおそれがない」旨の診断を行った場合
```

（文献1より引用）

ん患者の運転に関するデータが蓄積されており，一定の基準を満たした患者が発作による自動車事故を起こすリスクは，一般の運転者に比べて極端に高くはならないという事実が知られるようになったためです[2]。ちなみに2年間発作がないことを要求するわが国の道路交通法は，各国と比べると比較的厳しい部類に入ります（**図1**）。

▶このような背景があることをきちんと説明しながら，運転免許の取得を希望する場合は，それを治療のモチベーションにしてあげたいものです。きちんと治療を続けることを前提に運転免許を実際に取得する際には，医師の診断書が必要ですが（**表2**），時に「診断書なんて書けませんと主治医に言われてしまって……」と言う患者がいます。患者の病状を一番把握しているのは主治医ですので，そこはきちんと書くべき患者には診断書を書いてあげてほしいと思います。

▶ちなみに，よく医師から質問を受ける「今後○○年程度であれば，発作が起こる恐れがないと認められる」の部分は，そこまでの無発作期間と同じぐらいの数字（多くの場合は2～3年）を書くことが

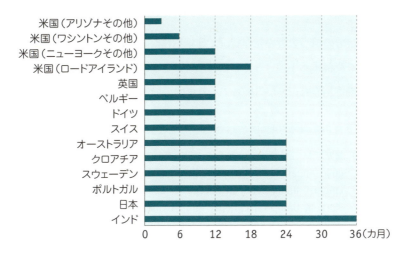

図1 自動車運転に要求される無発作期間

表2 公安委員会指定の診断書（抜粋）

3 現時点での病状（運動能力及び改善の見込み）についての意見（○印を付したもの。※は5以下の整数。） 　ア　過去5年以上発作がなく，今後発作が起こるおそれはないと認められる。 　イ　発作が過去2年以内に起こったことがなく，今後（　　）年程度であれば，発作が起こるおそれはないと認められる。 　ウ　過去2年以内に発作を起こしているが，それは意識障害及び運動障害を伴わない単純部分発作に限られ，1年間の経過観察から判断して，今後症状の悪化のおそれはないと認められる。 　エ　過去2年以内に発作を起こしているが，それは睡眠中の発作に限られ，2年間の経過観察から判断して，今後症状の悪化のおそれはないと認められる。
オ　前記アとはいえないが，6か月（※　　か月）以内にアの診断ができる見込みがある。 　カ　前記イとはいえないが，6か月（※　　か月）以内にイの診断ができる見込みがある。 　キ　前記ウとはいえないが，6か月（※　　か月）以内にウの診断ができる見込みがある。 　ク　前記エとはいえないが，6か月（※　　か月）以内にエの診断ができる見込みがある。 　ケ　過去2年以内に意識障害及び運動障害を伴う発作（睡眠中の発作を除く）を起こしているが，最終発作から1年6か月以上経過している。 　コ　過去1年6か月以内に意識障害及び運動障害を伴う発作（睡眠中の発作を除く）を起こした。 　サ　今後発作を起こすおそれがある。 　シ　その他（　　　　　　　　　　　　　　　　　　　　　　　　　　　　　　　）

（文献1より引用）

多いです。

▶自分の担当患者の発作状況で運転適性があるかどうか，また診断書を交付する手続き等でわからないことがあれば，各都道府県の運転適性相談窓口[3]が対応してくれますので連絡するとよいでしょう。

● 文献

1) 警察庁：一定の病気に係る免許の可否等の運用基準．[https://www.npa.go.jp/annai/license_renewal/list3.pdf]
2) Epilepsy and Driving in Europe：A report of the Second European Working Group on Epilepsy and Driving, an advisory board to the Driving License Committee of the European Union. 2005.
3) 運転適性相談窓口一覧表．[https://www.npa.go.jp/annai/license_renewal/madogutiitirann.pdf]

● てんかんの診療連携

Q38 てんかんセンターってどんなところですか?

九鬼一郎

こんな回答はダメ
『てんかんのことだけ考えている医師の集まりだと聞いたことがあるよ。』

こう説明しよう
てんかんに関する「よろず相談所」です。
多くのてんかん患者さんには，診断や治療に関することだけでなく，多様な不安や悩みがあります。それらの不安や悩みに対応するためには，多くの診療科，多くの職種が「チーム」となって，包括的に対応する必要があります。それぞれの専門性や技術を生かし，てんかんに関するあらゆる「相談事」に対応できる場所が「てんかんセンター」です。

解説

▶ てんかんは小児期から老年期まで全年齢で発症し，長期的で包括的な診療が必要となる神経疾患です。てんかん発作に関する相談事はどの年代にも共通しますが，悩みや相談事は年齢ごとに変わっていきます。乳幼児期では発達について，学童期では学業や友人関係など，そして成人期になると就職，運転免許，結婚・妊娠・出産などに関する質問が出てきます。

▶ 以下，具体的な症例とそれぞれの患者が抱える不安や悩みを通して，てんかんの診療連携，てんかんセンターの必要性について考えてみましょう。

① 発作が難治に経過する発達障害のある点頭てんかんの患者
- ▶「抗てんかん薬で効果を見込める薬はほかにあるか」「食事治療（ケトン食治療）の効果は期待できるか」「外科手術で根治は望めるか」「遺伝子検査はしたほうがよいのか」「高分解能のMRIやFDG-PETで病変が見つからないか」「片麻痺に対してリハビリは期待できるのか」「発達の遅れへのサポートはどのようにしたらよいか」「福祉制度は正しく活用できているのか」など。

② 発作が難治に経過する側頭葉てんかんの患者
- ▶「外科治療がどれだけ効果が見込めるのか」「どの手術が効果的なのか」「新規抗てんかん薬はどれぐらい期待できるのか」「手術により記憶力低下など認知面は落ちないのか」「妊娠・出産を希望しているが，てんかんの治療と並行できるのか」「運転免許は継続して有効なのか」「てんかんの兄弟がいて遺伝が心配」など。

◎

- ▶ 上記2例の患者について，このような多様な相談事を，1人の医師，1つの診療科，1つの職種で解決できるでしょうか？ 治療により発作なく経過し，抗てんかん薬の副作用がなく治療継続できている場合でも，不安や悩みは少なからずあると言われています。「発作がなくなったのならいいじゃないか」とはいきません。さらに難治てんかんであれば，診断や治療に関してだけでなく，さらに多様な不安や悩みが生じます。

- ▶ このように多様な悩みを抱えるてんかん患者の相談に対応するためには，多くの診療科，多くの職種が「チーム」となって，包括的に対応する必要があります。それぞれの診療科や職種がそれぞれの専門性や技術を生かし，垣根なく議論して治療を決めることができる場所，そして患者のあらゆる相談事に対応できる場所，それが「てんかんセンター」です（図1）。

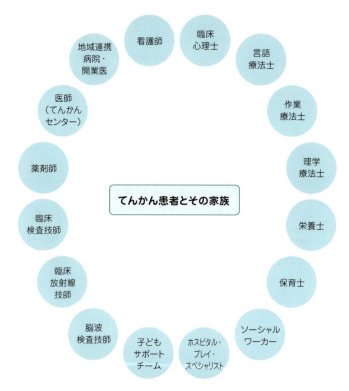

図1 包括的てんかんセンターのイメージ

▶ てんかんセンターは，日本てんかん学会のホームページなどをインターネットで検索すると出てきます。てんかんセンターがそのまま病院名であるところもあれば，病院内に設置されていることもあります。てんかんの経過があまり良くない患者で，自分や自分の勤務する病院では対応できない「相談事」が出てきたときは，てんかんセンターの受診やセカンドオピニオンを勧めることも選択肢のひとつでしょう。

▶ てんかんセンターは，てんかんに関する「相談事」が生じたとき，「答え」が必ず見つかる場所です。てんかんに関する「よろず相談

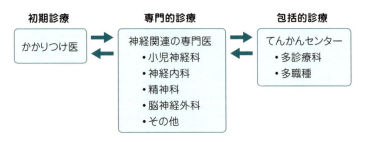

図2 てんかん診療における医療連携

所」とも言えます。また患者（家族）の教育や社会活動に関しても重要な役割を果たしています。かかりつけ医（初期診療）と地域の神経関連の専門医（専門的診療）との双方向性の連携が必要なのは言うまでもありません（**図2**）。

● てんかん患者が利用できる医療費補助や福祉の制度

将来の医療費が心配です。何か補助は受けられないですか？

高山留美子 ●

こんな回答はダメ

●『てんかんで補助を受けられる制度は知りませんね。』

こう説明しよう

● 受けられますよ！ 自立支援医療費制度といって，外来での診察費，検査・薬の費用が原則1割負担に軽減できます。これはてんかんの治療を受けていれば誰でも利用できます。また，てんかんの原因が特定の病気であったり，ある特定のてんかん症候群の診断がついていれば，外来，入院の医療費に補助を受けることができます（小児慢性特定疾病，難病指定）。ソーシャルワーカーから説明を受けて下さい。

解説

①自立支援医療（精神通院医療）

▶ てんかん治療を受けていれば，てんかんの重症度にかかわらず申請できます。外来での診察費，投薬，検査等の医療費が原則1割負担に軽減できます。入院には適用されません。上限額が設定されており，世帯の所得により上限額が異なります（**表1**）。

▶ 適用は指定自立支援医療機関（病院，診療所，調剤薬局，訪問看護ステーション）に限定され，利用できるのは各々1つの機関に限定されます。主治医に診断書を作成してもらい，市区町村の担当窓口（精神保健福祉課）に申請して下さい。申請が認められれば，受給者証が交付されます。有効期限は1年ですが，治療方針に変更がない

表1　自立支援医療自己負担額

世帯所得		自己負担	
		割合	上限月額
生活保護世帯		0円	
市町村民税非課税世帯	本人収入80万円以下	1割	2,500円
	本人収入80万円より上	1割	5,000円
市町村民税課税世帯	市町村民税3万3,000円未満	1割	5,000円
	市町村民税3万3,000円以上23万5,000円未満	1割	1万円
	市町村民税23万5,000円以上	対象外	

　　ときは，診断書は2年ごとでよいです。
▶ てんかんの治療が終了し，診察や検査のみになったときは自立支援医療の適応はなくなります。

②小児慢性特定疾病

▶ 疾患の研究推進および患者家庭の医療費の自己負担分（外来，入院）の補助を受けられます。点頭てんかん，Lennox-Gastaut症候群のような難治てんかん，結節性硬化症のようなてんかんを引き起こす原因となる14疾患群（704疾病）が該当します。適応疾患の詳細については小児慢性特定疾患情報センターのホームページ[1]を参照して下さい。

▶ 初回申請は18歳未満で，継続申請は20歳未満までが対象となります。小児慢性特定疾患疾病指定医の診断を受ける必要があります。小児慢性特定疾患指定医療機関（病院，診療所，調剤薬局，訪問看護ステーション）の医療費のうち，所得により最大1万5,000円／

月を上限として2割を自己負担として支払います。重症度認定がされたときは所得に応じて自己負担上限額は減額になります。人工呼吸器を必要としている場合は，500円/月に減額になります（**表2**）。体温調節のクールベストなど，日常生活補助具の助成もできます。

表2　小児慢性特定疾病自己負担額

階層区分	階層区分の基準年収の目安（夫婦2人子1人世帯）	自己負担上限額					
		原則			既認定者（2017年1月31日まで）		
		一般	重症*	人工呼吸器等装着	一般	重症*	人工呼吸器等装着
生活保護	―	0円	0円	500円	0円	0円	500円
低所得I	市町村民税非課税（世帯収入～約80万円）	1,250円	1,250円	500円	1,250円	1,250円	500円
低所得II	市町村民税非課税（世帯収入80万円超）	2,500円	2,500円	500円	2,500円	1,250円	500円
一般所得I	市町村民税課税以上7万1,000円未満（約200万円～約430万円）	5,000円	2,500円	500円	2,500円	2,500円	500円
一般所得II	市町村民税7万1,000円以上25万1,000円未満（約430万円～約850万円）	1万円	5,000円	500円	5,000円	2,500円	500円
上位所得	市町村民税25万1,000円以上（約850万円～）	1万5,000円	1万円	500円	1万円	2,500円	500円
入院時の食費		1/2自己負担			自己負担なし		

*重症：①高額な医療費が長期に継続する者（医療費負担総額が5万円/月を超える月が年間6回以上ある場合），または②重症認定患者基準に適合する場合

てんかん患者が利用できる医療費補助や福祉の制度

③難病指定
- 発病の機構が不明であり，治療方法が確立せず，長期の療養を必要とする疾患に対し，医療費を助成する制度です．現在36疾病に適応となっています[2]．医療費の自己負担分が2割となり，外来，入院の区別を設定せず世帯の所得に応じて自己負担上限額（月額）が設定されました（**表3**）．申請時の年齢制限はありません．難病指定医に診断書を交付してもらい，都道府県の窓口に提出します．1年ごとの更新が必要です．
- 小児慢性特定疾患と難病指定の両方に適応のある疾患もあれば，難病指定のみでの適応疾患もあります．適応疾患についてはホームページを参照して下さい．

④重度心身障害者（児）
- 重度の心身障害者に対し，医療費の自己負担分を軽減できるようにする制度に重度心身障害者（児）医療費助成制度があります．身体障害者手帳または療育手帳取得者が対象となります．各自治体により対象となる手帳の等級，所得制限内容，自己負担額が異なります．地域の障害福祉担当課で相談して下さい．

⑤高額療養費
- 1カ月の医療費が一定額を超えた場合に，その超えた金額を支給する制度です．負担の上限額は年齢や所得により異なります．加入している公的医療保険に，高額療養費の支給申請書を提出することで支給が受けられます．年齢に関係なく利用できます．

◎

- 小児患者の外来では，各自治体のこども医療費助成制度が適用される間は，自立支援医療，小児慢性特定疾病，難病指定の医療費の利点は乏しいこともあります．各自治体のこども医療費助成制度の適用年齢を考慮して，適切な社会保障制度を紹介して下さい．

表3 難病指定の自己負担額

階層区分	階層区分の基準年収の目安(夫婦2人世帯)		自己負担上限額(外来+入院)					
			原則			難病療養継続者(2017年1月31日まで)		
			一般	高額かつ長期*	人工呼吸器等装着	一般	特定疾患治療研級事業の重症患者	人工呼吸器等装着
生活保護	—		0円			0円		
低所得I	市町村民税非課税(世帯)	本人収入〜80万円	2,500円	2,500円	1,000円	2,500円	2,500円	1,000円
低所得II		本人収入80万円超〜	5,000円	5,000円		5,000円		
一般所得I	市町村民税7万1,000円未満(約160万円〜約370万円)		1万円	5,000円		5,000円	5,000円	
一般所得II	市町村民税7万1,000円以上25万1,000円未満(約370万円〜約810万円)		2万円	1万円		1万円		
上位所得	市町村民税25万1,000円以上(約810万円〜)		3万円	2万円		2万円		
入院時の食費			全額自己負担			1/2自己負担		

*「高額な医療費が長期」とは,月ごとの医療費総額が5万円/月を超える月が年間6回以上ある者

● 文献

1) 小児慢性特定疾病情報センター. [http://www.shouman.jp/]
2) 難病情報センター. [http://www.nanbyou.or.jp/]

● 生命保険加入への対応

Q40 生命保険には加入できますか?

小出泰道

こんな回答はダメ

『てんかんの方は入れないって聞きますね。』

こう説明しよう

確かに入れないものもありますね。でも，保障の範囲や額にいろいろ違いはありますが，入れるものもあるんですよ。少額短期保険はてんかんがあっても入れますし，引受基準緩和型という保険なら，掛け金が高くなるけど入れたり，無告知型という保険ならてんかんを申告しなくても入れることがあるようですよ。補償の条件や範囲も色々違うみたいですから，保険会社やてんかん協会に詳しく問い合わせたほうがいいですね。

解 説

▶ 医療保険や生命保険は，加入者個人の将来の病気やけがのリスクを考えた上で，掛け金や補償額などが決められています。将来の病気やけがのリスク，その起こりうる内容は年齢や生活背景などによってきわめて大きな幅があるため，各保険会社は年齢や性別，対応する疾病などを細かくわけ，色々な保険商品を用意しています。

▶ 残念ながら，てんかん患者は，（あくまでも一般的にですが）てんかん発作，発作による不慮の事故や後遺症などが起こりえます。そこで，医療的なケアなどを要する可能性がほかの人より高くなるとみなされるので，通常の生命保険や医療保険には加入できないこ

5章● 生活・制度など

ともあります。

▶日本てんかん学会が2007年に外資系を含む47の生命保険会社に対してアンケートを行ったところ[1]，18社から回答があり，「てんかん患者は保険に入れるか？」という質問に対しては，「病名だけで拒否する」という回答はありませんでした。しかし「年齢，基礎疾患の有無，発作頻度，発作型，投薬内容などの病状から総合的に判断する」という回答が多くなっており，加入審査の詳しい内容は明らかではありませんでした。また，てんかん発作に関連する死亡や事故の保険金支払いについての対応は様々で，てんかん発作による事故・入院は保障・支払いをしないという会社もあれば，特に支払いについて条件はないという会社もありました。

▶てんかん患者も，他の病気や怪我による入院や外来通院が必要になることはもちろんありますし，患者や家族が不安に思うのは無理もありません。また，「発作で倒れたときに相手に怪我をさせたりしたらどうしよう……」という不安も聞いたことがあります。

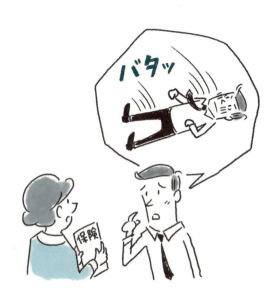

▶「じゃあ，てんかんがあることは黙って入ろうかな……」という人もときどきいますが，これはお勧めできません。申告すべき過去の病歴を申告しなかった場合，保険会社に対して行うべき告知義務に対する違反とみなされ，保険金が支払われないことがあります。現に前述のアンケート調査でも，告知義務違反に問われ保険金の支払いを拒否されたケースが報告されています。やはりきちんと申告することを勧めるべきでしょう。

▶「引受基準緩和型保険」(既に通常の保険に入れない病気があっても，病状によっては入れる)，「限定告知型あるいは無告知型保険」(病気の有無を申告しなくても入れる)と言われるタイプの保険は加入できるものもあります。ただし，保険料が割高だったり，保障の範囲や期間に制限があることがありますので，各保険会社に問い合わせてみて下さい。

▶一方で「少額短期保険」と言われる，1年ごとに保険料を支払ってその間の保証を受けるタイプの保険があり，ぜんち共済の「ぜんちのあんしん保険」はその代表的なものです。もともと障害がある人の共済事業からスタートしている会社ですので，てんかん患者や知的障害者が主な加入者になっています。

▶加入できる最新の保険情報については，日本てんかん協会でも問い合わせを受け付けてくれます。保険についていつも最新の情報を知っておく，というのはなかなか難しいと思いますが，少なくとも入れる保険がある，ということはきちんと伝えてあげて下さい。

> **参考**
> ・ぜんち共済：ぜんちのあんしん保険
>   〔http://www.z-kyosai.com/ansinhoken/about/〕
> ・日本てんかん協会
>   〔http://www.jea-net.jp/〕

● 文献

1) 栗原まな,他:てんかんをもつ人の生命保険の現況 加入資格と支払い条件に関する調査結果. てんかん研. 2008;26:119-124.

索 引

欧文

A
ADHD 53

C
CYP：チトクロームP450 98, 108

D
Dravet症候群 51

H
HCV治療薬 100

M
MRI 82

S
Sandifer症候群 20

T
TDM 86
time point 63
Tourette症候群 20

U
UGT：UDP-グルクロン酸転移酵素 98

W
West症候群 14, 19, 96

和文

あ
アゾール系抗真菌薬 98

い
いじめ 128
イライラ 56
胃食道逆流 20
遺伝 38
医療保険 146

う
運転適性相談窓口 136
運転免許 133

か
カルバマゼピン 93, 104, 108
学校生活 127
間代けいれん 4, 9
間代発作 13

き
基準域 86

急性症候性発作 7
急性脳炎・脳症 45, 69
強直間代発作 12
強直けいれん 4, 9
強直発作 13

く
クマリン系抗凝固剤 99

け
けいれん 2, 9
　──重積 45, 62, 69
　──発作 67
欠神発作 12, 30

こ
こども医療費助成制度 144
抗うつ薬 100
抗菌薬 99
抗精神病薬 100
抗てんかん薬 57, 94, 98, 107, 109, 119
　──の血中濃度モニタリング 86
　──の減薬・中止（断薬） 36, 110
抗ヒスタミン薬 100
高額療養費 144
口唇・口蓋裂 104

さ
催奇形性 104
再発 110

し
ジアゼパム 62, 65, 72
歯状核赤核淡蒼球ルイ体萎縮症 39
自閉症スペクトラム障害 53
自立支援医療 141
失神 26
修学旅行 123
重度心身障害者（児） 144
障害者欠格条項 132
症候性部分てんかん 22
焦点切除術・離断術 113
小児慢性特定疾病 142
職業 130
心因性非てんかん性発作 28, 43
診療情報提供書 125

150

す
スパズム 14
頭痛 27
水泳 121
睡眠薬 78

せ
精神通院医療 141
生命保険 146
閃輝暗点 27
全般発作 12

た
脱力発作 13, 113
単純部分発作 14

ち
チック 20
治療域 86
注意欠陥多動性障害 53

て
てんかん 5
　——外科手術 112
　——センター 137
　——重積状態 50, 63
　——性格 58
　——性脳症 52, 96
　——波 77, 80
　——分類 32
　——発作 2, 5, 9, 11
　——発作分類 30
テオフィリン製剤 100
定型欠神 12

と
特発性てんかん 21

な
難治てんかん 41
難病指定 144

に
二次性全般化 14
二分脊椎 104
乳児期早期良性ミオクローヌス 19
乳幼児自慰 19
妊娠・出産 96

ね
熱性けいれん 44, 47, 71
年齢依存性てんかん症候群 21

の
飲み忘れ（薬の）106
脳波異常 12, 53, 80, 96
脳波検査 26, 76
脳梁離断術 113

は
バルプロ酸ナトリウム 93, 96, 104
発達障害 53

ひ
ひきつけ 47
非定型欠神 12

ふ
フェニトイン 86, 104
部分発作 13
副作用 96, 102
複雑部分発作 14
憤怒けいれん 20

ほ
発作時ビデオ脳波同時記録 17

み
ミオクロニー発作 12
身震い発作 19

め
迷走神経刺激装置植込術 113

や
薬疹 103

ゆ
有効域 86
誘発因子（発作の）118

ら
ラモトリギン 104

り
良性新生児睡眠時ミオクローヌス 18

れ
レベチラセタム 104

わ
ワルファリン 99
笑い発作 15

● 編者紹介

小出泰道（こいで やすみち）

小出内科神経科 副院長／淀川キリスト教病院小児科

略歴：2002年3月　広島大学医学部卒業
　　　同年4月　　宗教法人 在日本南プレスビテリアンミッション 淀川キリスト教病院　レジデント
　　　2004年4月　同・脳血管／神経内科　医員
　　　2007年4月　独立行政法人国立病院機構 静岡てんかん・神経医療センター
　　　2012年4月　静岡県立こころの医療センター 慢性重症・司法病棟診療科　副医長
　　　2013年4月　独立行政法人国立病院機構 静岡てんかん・神経医療センター
　　　2014年4月より現職

日本内科学会 総合内科専門医，日本神経学会 神経内科専門医・指導医，日本てんかん学会 てんかん専門医・指導医・評議員，精神保健指定医，日本医師会認定産業医，身体障害者福祉法第15条指定医師（肢体）。著書に『"てんかんが苦手"な医師のための問診・治療ガイドブック』，医薬ジャーナル社，2014年。

はじめての てんかん・けいれん診療
上手な説明・コンサルテーションの仕方

定価（本体3,600円＋税）
2017年3月13日 第1版
2017年6月 1日 第1版2刷

編 著　小出泰道
発行者　梅澤俊彦
発行所　日本医事新報社　www.jmedj.co.jp
　　　　〒101-8718　東京都千代田区神田駿河台2-9
　　　　電話（販売）03-3292-1555　（編集）03-3292-1557
　　　　振替口座　00100-3-25171
印 刷　ラン印刷社
デザイン　大矢高子

© Yasumichi Koide 2017 Printed in Japan
ISBN978-4-7849-4566-5　C3047　¥3600E

本書の複製権・翻訳権・上映権・譲渡権・公衆送信権（送信可能化権を含む）は（株）日本医事新報社が保有します。
JCOPY〈（社）出版者著作権管理機構 委託出版物〉
本書の無断複写は著作権法上での例外を除き禁じられています。複写される場合は，そのつど事前に，（社）出版者著作権管理機構（電話 03-3513-6969，FAX 03-3513-6979，e-mail：info@jcopy.or.jp）の許諾を得てください。